公衆衛生看護学演習・実習
（地域ケア実習）
～ソーシャルキャピタルの醸成を目指して～
【増補版】
Community Based Nursing Education

編集　眞崎直子

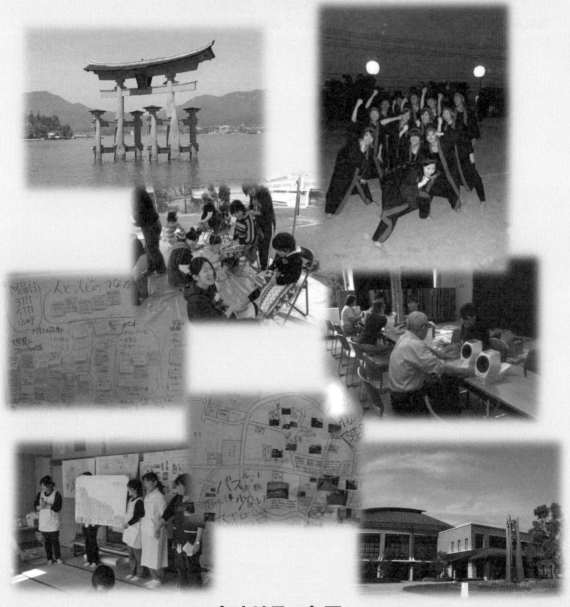

クオリティケア

編集

眞崎　直子　　聖マリア学院大学 看護学部研究科長 教授
　　　　　　　元 日本赤十字広島看護大学 地域看護学領域 教授

執筆

眞崎　直子　　聖マリア学院大学 看護学部研究科長 教授
　　　　　　　元 日本赤十字広島看護大学 地域看護学領域 教授
松原みゆき　　日本赤十字広島看護大学 地域看護学領域 准教授
森　マツヱ　　元 日本赤十字広島看護大学 地域看護学領域 講師
森本千代子　　元 日本赤十字広島看護大学 地域看護学領域 講師
林　　真二　　安田女子大学 准教授
　　　　　　　元 日本赤十字広島看護大学 地域看護学領域 助教
福泉麻衣子　　元 日本赤十字広島看護大学 非常勤専門員
田中　貴子　　聖マリア学院大学 地域看護学領域 助手

増補版発行に当たって

　このたび，6年ぶりに増補版を発行することとなりました。

　地域の保健活動は時代の変化とともにその重要性を増していると，初版で述べました。現在，新型コロナウイルス感染症の感染拡大により，より一層その思いを強くしています。

　これまでの公衆衛生看護活動は，感染症との戦いの歴史でもあります。その中で，少子超高齢社会への対応，データに基づく予防的介入，地区活動に基づく保健事業の展開などルーチン業務においても，地域のニーズに応える保健活動は，高度で複雑・多様化しています。

　今回の改訂では，10年にわたる広島県廿日市市での公衆衛生看護学実習（地域ケア実習）を基盤として，執筆した内容に施策化を加えました。すなわち，地域診断から施策化へどのように展開するかということです。その施策化へのスキルアップが次の新カリキュラム改正でも求められています。そこで，福岡県久留米市での実習の取り組み事例を加えました。

　地域診断で地域の課題と強みを明らかにし，施策化のたたき台を携えて，住民や関係機関の方々と一緒に考え，解決策を探るプロセスが重要であると考えました。

　今回，実習でその形ができたのも久留米市の保健師さんたちの熱心なご指導とそれに応えた学生の真摯な姿勢の賜物だと思っています。その貴重な資料が公衆衛生看護を学ぶ皆さんにとって，地域で住民とともに学び，育っていくための参考となれば幸甚です。

眞崎直子

はじめに

　地域の保健活動は時代の変化と共にその重要性を増しています。平成 24 年には，「地域保健対策推進に関する基本的な指針」が改正され，ソーシャルキャピタルを活用した住民による自助および共助への支援の推進，地域の特性を活かした保健と福祉の健康なまちづくりの推進等多様な保健活動が提示されています。

　また，地域の保健事業を担っている保健師の業務について，予防的介入の重視，地区活動に立脚した活動の展開，総括的な役割を担う保健師の位置づけ等が地域保健総合推進事業報告書より提言されました。平成 25 年には「保健師活動指針」を改正し，保健師の保健活動の基本的方向性，地区担当制の推進，保健師の総括的な役割および活動領域に応じた保健活動の推進などを定めています。

　一方で，保健師教育は，平成 22 年改正保健師指定規則により，公衆衛生看護関連科目 28 単位以上，公衆衛生看護実習として 5 単位が明記された。すなわち，大学の講義や演習・実習においても保健師教育課程のさらなる充実と卒業時到達能力の醸成が求められています。

　卒業後は保健師としての高い専門性を求められるため，学部の基礎教育では，講義・演習・実習で段階的に学び，充実した学修に向けて取り組んでいくことが必要です。これまでも，理論と事例を提供する教科書はありましたが，より実践的で地域づくりを具体的に指南する教科書の必要性を感じていました。

　そのような中，日本赤十字広島看護大学では，大学のある廿日市市との包括協定を結び，地域住民とふれあいながら，地域の健康課題や強みを見出しながら住民と共に学ぶ実習に取り組んでおり，教育効果を強く感じています。

　今回は，その実習に向けた準備と実習の展開方法について，具体的に記述しました。すなわち，地域診断を行い，既存統計，地区踏査や住民からのインタビューにより，地域の健康課題と強みを明確にしていきました。次に実習の展開方法として，地域診断を行いながら，個別の家庭訪問や健康相談，集団のサロンでの健康教育を実施しました。最終的にはそれらの学びを学内発表会で共有化し，統合いたします。

　この活動を通して，ソーシャルキャピタルの醸成に向けた保健活動につながることを願っています。

本書の構成

　本書の前半では，公衆衛生看護学実習（地域ケア実習）について，全体的な流れを示しています。

　実習の事前学習として，既存資料を用いて収集し，グラフにするなど保健統計の視点での準備を行います。地区踏査を行い，地区マップを作成し，コミュニティアズパートナーモデルで分析します。その具体的な方法を参考にしてください。質的データとして，地域住民への聞き取り調査（フォーカスグループインタビュー）を行います。これも実践に基づく手法を書いています。その後，家庭訪問を個別に実施し，地域資源を活用しての実習・発表をいたします。最後に学生の実習での学びを示しています。

本書の使い方・特色

　学生さんは，演習や実習の準備から本書を活用してください。地域診断など具体的な展開方法が通常わかりにくかった部分を丁寧に記述しています。公衆衛生看護学概論，保健統計，公衆衛生看護活動展開論ⅠおよびⅡの講義・演習において，また公衆衛生看護学実習ⅠおよびⅡ（地域ケア実習も含む）での事前準備に大いに活用してほしいと思います。

　また，教科書としてだけでなく，これからのソーシャルキャピタルの醸成を目指す保健師活動を実施されている保健師さん方の自己研鑽のための参考資料としてご活用いただければ幸甚です。

目次

公衆衛生看護学演習・実習（地域ケア実習）
〜ソーシャルキャピタルの醸成を目指して〜

1 公衆衛生看護学実習 （地域ケア実習）とは

1 事前準備

事前準備としては，対象地域を既存資料で把握する。

今回対象地域である阿品台地区がどんな地域であるかを把握するために，廿日市市全体はどうか，市と比較して地区の現状はどうか，について調べていく。

インターネットのホームページで廿日市市の健康に関する情報を把握する。人口，年齢別人口構成，世帯数，人口密度，面積等である。歴史的背景や廿日市市の特性について，把握し整理していく。比較する際には，全国，広島県，廿日市市，他地区との比較で表すと分かりやすい。合わせて，年次推移等経年的に比較することも重要である。

たとえば国，県，市と比較して，阿品台地区の特徴についても調べておく。（例：人口，人口構成，世帯割合等）

さらに，健康に関することとして，健康日本 21 等の施策や計画の状況，

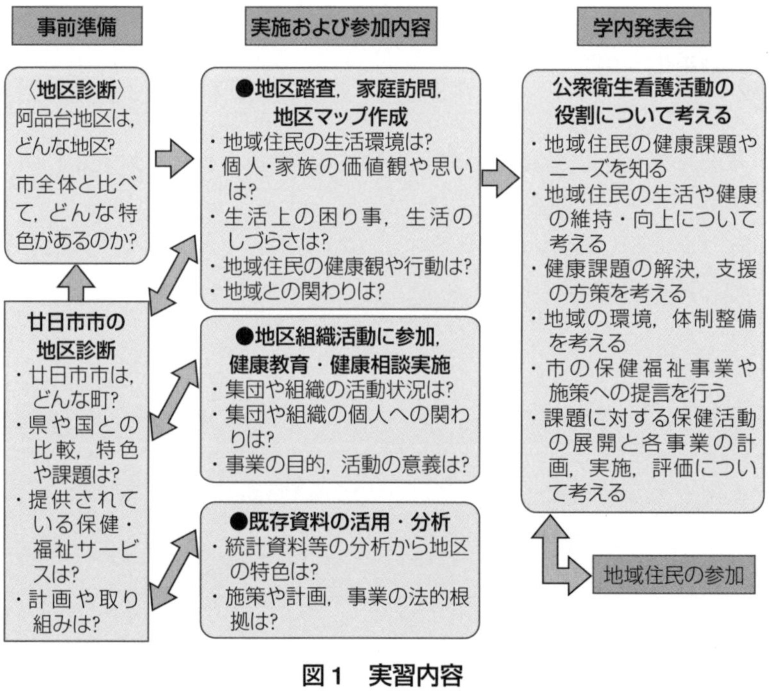

事前準備	実施および参加内容	学内発表会
〈地区診断〉 阿品台地区は，どんな地区? 市全体と比べて，どんな特色があるのか?	●地区踏査，家庭訪問，地区マップ作成 ・地域住民の生活環境は? ・個人・家族の価値観や思いは? ・生活上の困り事，生活のしづらさは? ・地域住民の健康観や行動は? ・地域との関わりは?	公衆衛生看護活動の役割について考える ・地域住民の健康課題やニーズを知る ・地域住民の生活や健康の維持・向上について考える ・健康課題の解決，支援の方策を考える ・地域の環境，体制整備を考える ・市の保健福祉事業や施策への提言を行う ・課題に対する保健活動の展開と各事業の計画，実施，評価について考える
廿日市市の地区診断 ・廿日市市は，どんな町? ・県や国との比較，特色や課題は? ・提供されている保健・福祉サービスは? ・計画や取り組みは?	●地区組織活動に参加，健康教育・健康相談実施 ・集団や組織の活動状況は? ・集団や組織の個人への関わりは? ・事業の目的，活動の意義は?	
	●既存資料の活用・分析 ・統計資料等の分析から地区の特色は? ・施策や計画，事業の法的根拠は?	地域住民の参加

図1　実習内容

医療・保健・福祉サービスの提供の現状を調べる。その際，ライフサイクル別（例：母子，高齢者）においても確認する。

2 実施および参加内容

　①地区踏査として，地域を歩いて視ることである。対象地域である阿品台地区を歩いて回る。そうすることで，地域の匂い，生活している環境，そこで暮らす人々の息吹を感じることができる。

　②家庭訪問では，民生委員に事前に依頼し，紹介された高齢者宅への家庭訪問を行う。

　③民生委員が中心となって実施されている地域の高齢者サロンや子育てサロンに参加することで，参加者より地域の実情を把握することができる。個別の家庭訪問や集団のサロンで直接住民の話を聞くことにより，より地域に密着した情報を把握することができる。

　④地区マップ作成は，①の地区踏査の結果を図上に落とし込む作業である。その作業を通じて，地区踏査で見聞きしたこと，坂道等の体感した地域の現状を視（見）える化する。

3 まとめとしての学内発表会

　まとめとしての学内発表会では，地域の課題を明らかにし，健康課題の解決や支援の方法を考える。既存資料等による事前準備や地区踏査，家庭訪問，サロンでの健康相談，健康教育の実施等，個々の学生やグループで学んだ断片的な学びを統合させることが重要である。このようにお互いの学びを伝え合うことで，気づきの共有ができる。

　その際，地域住民の方々に同席いただくとさらに学びが深まる。すなわち，学生の分析が実際に住民の目線ではどうかという意見をいただくことにより，分析についての考察がさらに深められる。

2 事前学習──既存資料の収集

既存資料としては，廿日市市ホームページに掲載されている人口や世帯数等の統計データの収集（結果として**図2～4**を作成した），廿日市市より，廿日市市健康増進計画（健康はつかいち21）にかかる市民調査の結果（**図5～8**にまとめた）および廿日市市団地調査・ワークショップの結果，阿品台コミュニティより，コミュニティの組織概要や実績などの提供を受けた。市民調査に関しては，アンケート項目の検討段階からアドバイザーとして加わり，阿品台地区の結果が他地域と比較できるように助言し，しくみづくりを行った。

また，総務省統計情報部ホームページによる e-Stat（➡ P.15～24）を活用し，全国，広島県等との広域的な比較を行う。

現在，広域的な統計情報については，インターネットの普及により，かなり容易に入手できるようになった。しかし，小地域については，市町村，県と協働して比較できるシステムづくりが重要である。今回は，健康はつかいち21の調査とうまくコラボレーションできたことが大きかった。

データ収集の際は，コミュニティ・アズ・パートナーモデルを用い，情報源となる各種既存資料を調べ整理する。地域における看護問題が，生活のあらゆる側面に関与していることを前提に注意しながら実習において情報収集できるように取り組む。

その後，テーマを決めて進めると情報を集約しやすい。たとえば，母子保健，高齢者保健等である。グループが複数あればそれぞれの切り口で行うと，その地域の全体像が見えてくる。たくさんの鏡で多方面から見ていくと巨大な対象が見えてくるのと同じである。

人口構造や形態などは市や県，国の統計資料とも比較し，阿品台地区の特徴や課題が見出せるようにする。これから実習で参加する事業や施設の情報収集は，市の施策や各種計画（保健福祉計画等）の中でどう位置づけられているかなども整理し，地域に果たす役割や効果を考えていけるように繋げる。

1 人口と世帯

阿品台地区は，昭和59年の団地完成により，人口が急増したが，平成

それぞれの切り口

母子保健，成人高齢者保健等，グループが複数あればそれぞれの切り口で行う。母子保健であれば，施策としては，次世代育成市町村行動計画，母子保健計画等を確認する。合わせて，市が実施している母子保健事業，母子保健サービスについて調べる。公的支援だけではなく，母子保健推進員，愛育班等，地域で実施されている支援についても情報収集を行う。既存資料については，人口動態統計の出生率，乳児死亡率，婚姻率，離婚率等を把握する。成人高齢者保健については，健康日本21（健康はつかいち21），高齢者保健福祉計画，介護保険事業計画等である。また，市が実施している健康診査の実施状況，介護保険等高齢者サービスの現状を整理する。既存資料では，健診受診率，死亡率，死因別死亡率，要介護認定状況等について把握する。

2年をピークに減少している。阿品台1～5丁目の老年人口は急速に増加
しており，生産年齢人口は減少し，年少人口は微減傾向にある。人口が減
少しているにも関わらず，世帯数は横ばいであるため，1世帯の世帯人員
が減少していると想定される（図2）。阿品台1～5丁目の年齢別人口では，
平成24年4月1日現在，60歳代が1,004人（26.1％）と圧倒的に多く，
市と比較して年齢階層に偏りがみられる。これは，一時期に入居が開始さ
れた大規模住宅団地の特徴と同様となっている（図4）。

2 健康の状況

　廿日市市健康増進計画（健康はつかいち21）にかかる市民調査（平成
24年8月）によると，阿品台地区の健康観は，市平均を若干上回ってい
る（図5）。外出状況については，半数以上はほぼ毎日外出しているが，

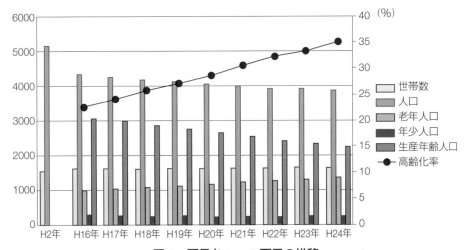

図2　阿品台1～5丁目の推移

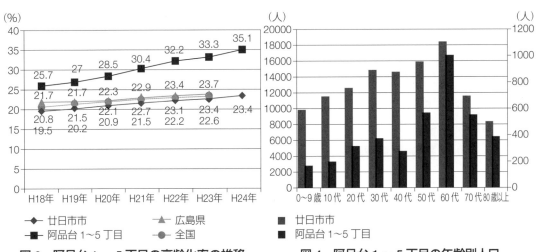

図3　阿品台1～5丁目の高齢化率の推移　　図4　阿品台1～5丁目の年齢別人口

たまに・ほとんどしないと答えた人の中には，要介護状態や引きこもりも存在していると懸念される（**図6**）。運動をしている割合は，市平均を上回っている（**図7**）。地域のつながりへの印象としては，市平均と比較し，つながりが弱い方だと思う割合が高くなっている（**図8**）。

3 地理的環境

阿品台地区は，商業施設，公共施設，教育施設，医療施設，公園など多くの施設が整備されているが，坂道や階段，段差などが多くあり，高齢者の徒歩による移動は厳しい状況である。住環境については，緑が多く静かで，自然環境，街並み，景観，美化状況などについての住民の満足度は高い。

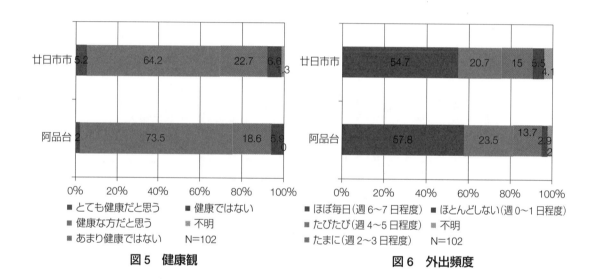

図5　健康観

図6　外出頻度

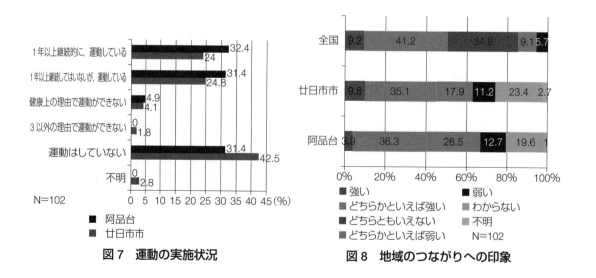

図7　運動の実施状況

図8　地域のつながりへの印象

4 統計資料の活用

現代は情報化の時代といわれるように、われわれの周辺には大量の情報が氾濫している。公衆衛生や医学、看護の分野でもさまざまな情報が入手できるようになったが、これらの情報を活用するためには、視点を明確にすること、データの性格を理解することが大切である。その手始めとして、乳児死亡率の推移をみてみよう。

5 乳児死亡率

乳児死亡率は、母子保健のみならず公衆衛生一般の水準を示す保健指標の一つに挙げられているが、特に公衆衛生対策の評価に際しては、総死亡率のようなものに比べ、ごく短期間に効果が現れることから重視されている。

乳児死亡率は、ある期間（通常は1年）に発生した乳児死亡（生後1年未満の死亡）の件数を同期間の出生数で割った比として定義。

$$乳児死亡率 = \frac{乳児死亡数}{出生数} \times 1,000$$

ここで乳児死亡数を割るのは、規模の異なる集団間で比較ができるように出生数をそろえるためである。1,000を乗ずるのは単に数値を見やすくするために過ぎない。

1 乳児死亡率の推移

	1970	1971	1972	1973	1974	1975	1976	1977
全国	13.1	12.4	11.7	11.3	10.8	10.0	9.3	8.9
小地域	9.3	7.2	8.6	10.9	12.3	13.0	5.0	5.2

2 表からわかる傾向

全国の乳児死亡率の他、ある小地域（例は人口約5万人、出生数が年350件程度）における乳児死亡率についても示してある。

全国値の方は、ほぼなめらかな値であるのに対し、小地域の値は激しく変動していることが分かる。

これは、小地域の乳児死亡数（死亡率ではない）が少ないために偶然に生ずる変動に大きく左右されるからであり、個々のピークに特別の意味があるわけではない。→偶然変動という。それでも減少傾向は読み取ることができる。

何らかの方法により偶然変動を取り除くことができれば、一層明確にその傾向を示すことができる。移動平均法はその最も簡単な方法(後で学習)である。

　　統計解析の狙いの一つは，偶然変動を除去して隠されている有用な情報を取り出すことにある。

　　年とともに一貫して減少しつつある。→年次推移の観察という。

　　年次推移は，線図表（折れ線グラフともいう）に表すと一層傾向（トレンドという）が明らかになる。

6　経時的な推移を観察する視点

　①傾向を読み取る。
　②偶然変動の程度を知る。
　③周期的な変動（特に季節変動）。
　④急激な変化を調べる。

7　演習（1）乳児死亡率年次推移

　　国，県，市町村における乳児死亡の年次推移を調べてグラフに画き，人口サイズと偶然変動の大きさの関係を観察しよう。今回は国，県を作成する。

　　これらのデータは，厚生労働省のホームページ，政府統計の総合窓口 e-Stat ホームページに記載されている。今回は e-Stat のホームページから作成する。

【e-Stat による統計資料作成手順　その1】

①政府統計の総合窓口 e-Stat にアクセスする。（インターネット検索で e-Stat）

②主要な統計から探すをクリック

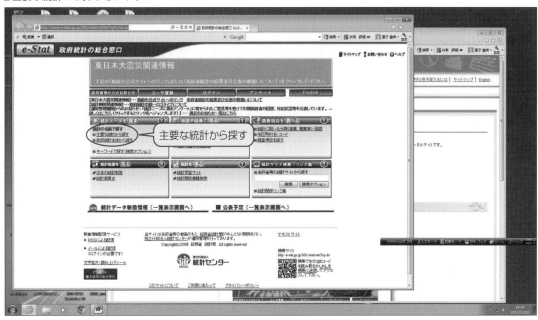

③人口動態調査をクリック

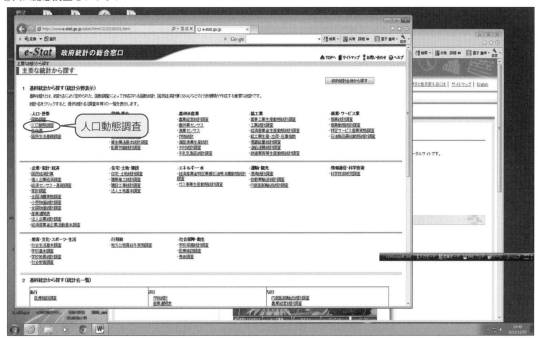

④ 2012 年人口動態統計＞確定数＞上巻＞「乳児死亡」をクリック

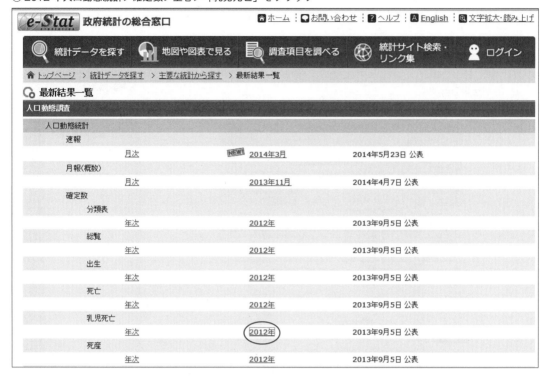

⑤ 2012 年をクリック後，6-11 都道府県別にみた年次別乳児死亡率（出生千対）CSV をクリック

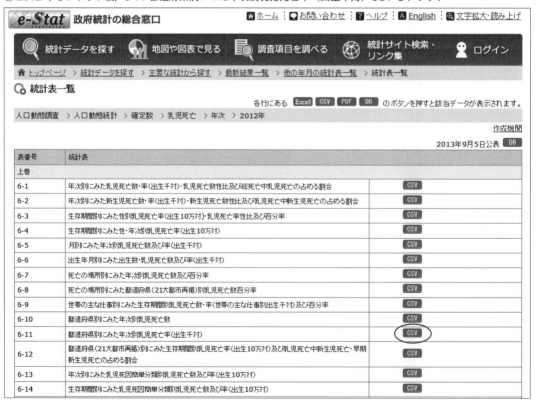

⑥エクセル文書が開く→「名前をつけて保存」（乳児死亡年次推移等で自分の記録媒体へ）

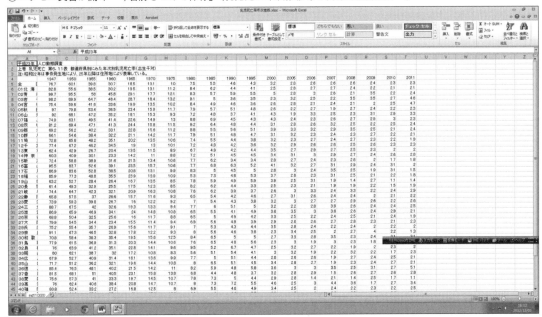

⑦全国と広島のみ残し，あとは削除する。

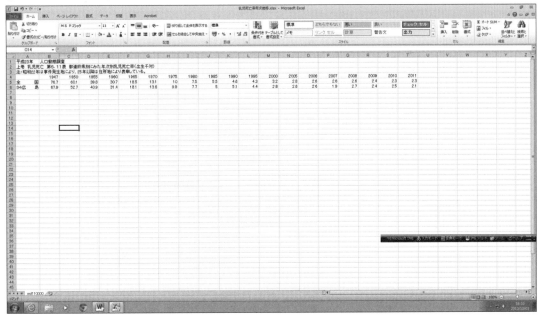

⑧ A4 ～ T6 まで範囲指定をしながら　挿入＞折れ線　で折れ線グラフを作成する。

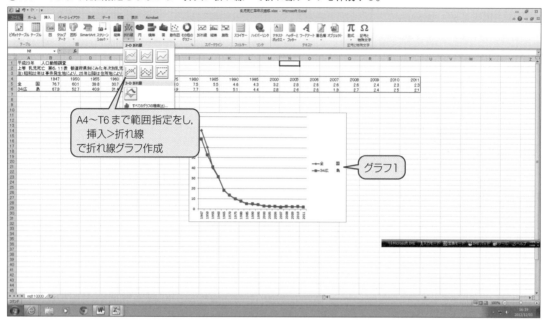

⑨ 1990 年から 2011 年までを残して削除し，同様にグラフを作成する。

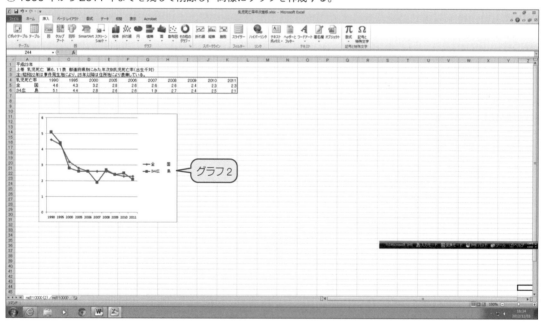

8 統計指標

いくつかの統計値を組み合わせて，あるいは加工して，1つの意味のある水準を表すものを統計指標（以下指標と略称）と呼ぶ。指標は，x/yのように単純な比の形で表されるものが多い。保健分野における指標を保健指標という。

1 いろいろな比

- 死亡率：一定期間内の人時当たりの発生数
- 乳児死亡率：観察開始時の対象数に対する一定期間内の発生数
- 特定死因死亡割合（PMR）：分子は分母の一部を構成，（例）PMI：全年齢死亡のうち50歳以上の占める割合（国際比較に用いる）
- 出生性比：狭義の比，分子は分母に含まれない
- 人口当たり病床数：分子と分母は異質のもの

2 保健指標

前述の指標は一次元の指標である。公衆衛生水準を表す総合指標を考えてみよう！

死亡水準だけでなく医療資源の充実度，環境衛生の水準，社会生活の満足度など様々なものがある。複雑な問題の評価指標として，多次元指標系が要請されることが多い。

（例）「豊かさ指標」：「住む」「費やす」「働く」「育てる」「いやす」「遊ぶ」「学ぶ」「交わる」

3 保健医療福祉の取り組みの評価指標（母子保健分野）

	乳児死亡率	周産期死亡率	低体重児割合	妊産婦指導人員	乳幼児指導人員	母子訪問指導人員
広島県の2000年	1.038	0.953	0.937	1.034	0.9447	1.0584
広島県の1995年	0.876	0.845	0.871	1.034	0.9884	1.039

9 演習（2）母子保健評価指標作成

全国値を1とする比で広島県の母子保健評価指標を作成してみよう。

まずは単年（平成24年），乳児死亡率，周産期死亡率，低体重児割合，妊産婦指導人員，母子指導人員など。

【e-Stat による統計資料作成手順　その 2】

①～③まではその 1 の手順と同じ。人口動態調査＞確定数＞総覧＞ 2012 年

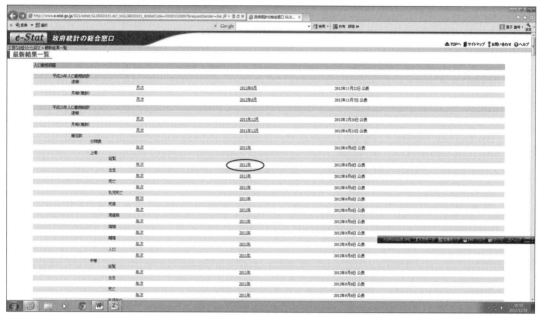

④ 3-3-2 都道府県（21 大都市再掲）別にみた人口動態総覧（率）の CSV をクリック

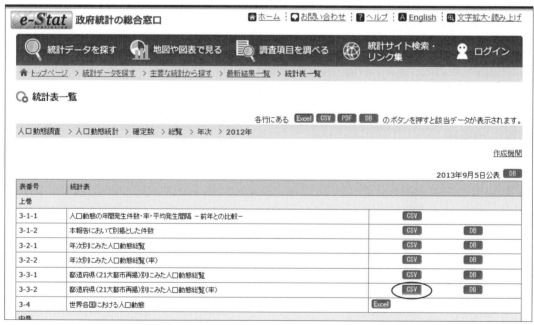

⑤エクセル文書が開く→「名前をつけて保存」(人口動態統計等で自分の記録媒体へ) 全国と広島のみ残し,
あとは削除する。

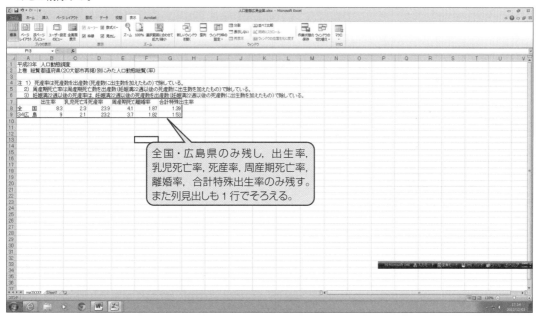

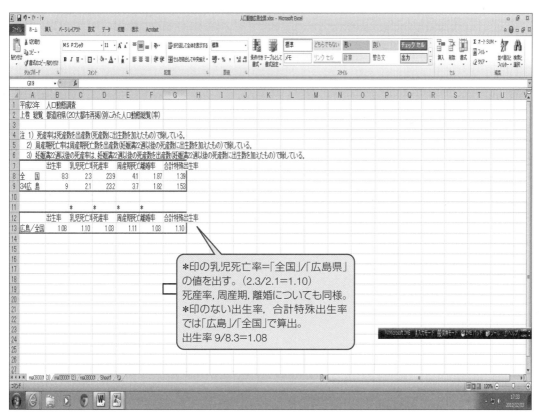

⑥挿入＞その他のグラフ＞レーダーチャートでグラフを作成する。

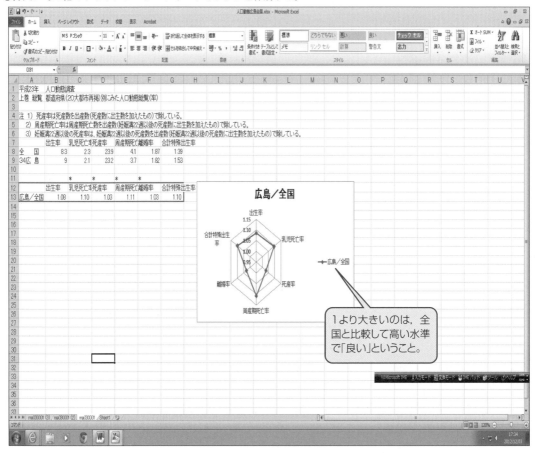

⑦ページ設定 A4 で印刷する。印刷範囲の設定で表とグラフを設定し，印刷する。

◉ 参考文献

福富和夫, 橋本修二著：「保健統計・疫学」, 南山堂, 2014

【e-Stat による統計資料作成手順　その3】

国勢調査（総務省統計局）「都道府県・市区町村別主要統計表」を基に，以下の図表を作成する。

①主要な統計から，国勢調査をクリックする。

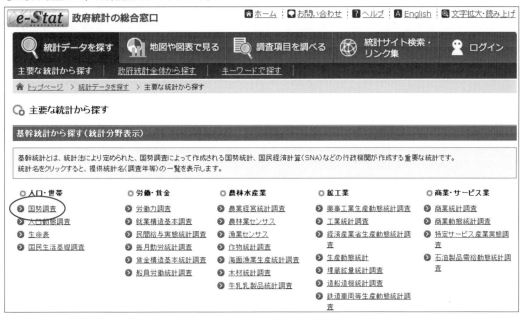

②都道府県・市町村別統計表（国勢調査）をクリック

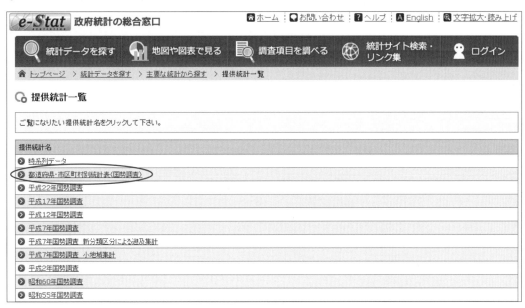

③都道府県・市町村別統計表（男女別人口，年齢 3 区分・割合，就業者，昼間人口など）をクリック

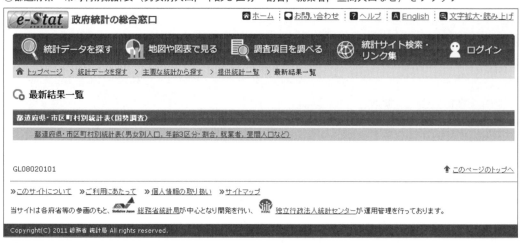

④以下の平成 22 年，平成 17 年，平成 12 年のエクセルファイルをクリックして，
　各自 USB またはデスクトップ等に保存してグラフを作成する。

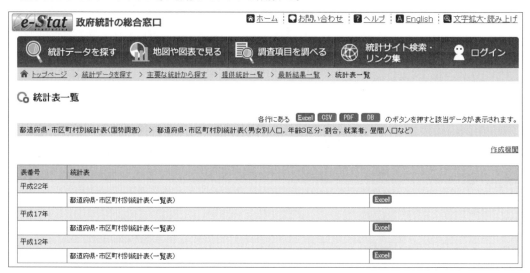

③ 地区踏査・地区マップの作成

❷事前学習−既存資料の収集で調べたこと，そこから考えられる課題や予測したことなどを地域に出向き，自分の目で確かめる。スーパーで会った人，学校帰りの小学生や歩行者に声をかけ，住民の意識や思いなど身近な情報を収集する。普段通学で見ているはずの地域の環境も，目的意識をもって，母子や高齢者，障害者の目線で町を観察する。また，サロンの参加，家庭訪問により住民の思いやニーズを聞き取る。**地区踏査**と，実際の住民の声をもとにコミュニティ・アズ・パートナーモデルをもとに<u>各自が収集した地域の情報</u>（➡次ページ表1，表2）をグループ間で共有し，<u>地区マップ作成</u>も併用しながら情報を整理する。

地区踏査では，地域を歩いて視て，坂や段差が多いなど高齢者や子育て世代に厳しい現状が明らかとなる。人が集まる場所や公園等の整備状況についても，高齢者や子どもにとっての環境を考えるきっかけとなっている。さらに，集まっている母親や高齢者に声をかけ，地域の課題を聞いてみるなどコミュニケーションを図りながら地域を理解する手法を学ぶ。

最終的には，それらの情報収集から地区マップを作成し，発表することで，他のグループとの情報共有ができ，地域把握をグループ間で補完する形で，全体的な把握となる。

さらに，コミュニティの代表者の方々に発表会に来ていただき，意見をいただくことで，学生の感覚が実際の住民の感覚とマッチする部分，食い違う部分が明らかになる。

地区踏査

地区踏査については，保健師は家庭訪問や保健事業に行く際に道すがら確認することも多い。最近は車で行くことも多く，歩いてみることは少なくなっているかもしれない。しかし，歩きながら見ると車の中から見るのとは違い，風や匂い，その地域の雰囲気まで感じることができる。かつては，洗濯物の中に赤ちゃんのおむつが干してあるお宅を発見し，家庭訪問につなげるなど住民の生活を感じ，タイムリーに介入することも可能であった。そのため，学生や地域を担当したばかりの保健師には歩いて視ることを勧める。

歩いた後は，マップ作りをし，地域の特徴を書き込む。気付いたこと，住民が集まっていた場所などである。今回，時間帯によっては，幼稚園児のお迎えで集まっているお母さんたちに話をすることができた。そこで子育てについてのニーズを把握することができていた。

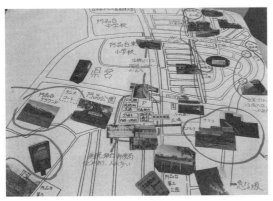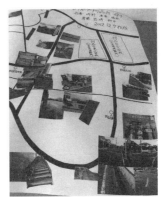

図9　地区マップの作成

地区踏査で地域を歩いて視て把握した状況や，家庭訪問・サロン等に参加した際に把握した内容も含めて，模造紙に地区の状況をマップとして書き込んでいく。

表1　コミュニティ・アズ・パートナーモデルをもとに学生が収集した地域の情報1

コミュニティ・アズ・パートナーモデルは，Ⅰ．地域と住民【1．歴史　2．人口統計　3．住民の様子　4．価値と信条】，Ⅱ．地域を構成する要素【1．物理的環境　2．保健医療と社会福祉　3．経済　4．安全と交通　5．政治と行政　6．コミュニケーション　7．教育　8．レクリエーション】，Ⅲ．地域の印象【1．住民　2．自分の認識】で構成され，分析する地域診断の手法である。

学籍番号　氏名：

市町村：廿日市市阿品台地区

Ⅰ．地域と住民	観察したこと	関連するデータ（アセスメント含）	情報源
1．歴史	厳島神社の鳥居を眺めることが出来る。 高台にあるため，坂が多くそこに戸建て団地が広がっている。 山と海に挟まれ，自然が豊かである。	明治11年（1878年）には，阿品新開拓が開かれるなど次第に開拓が進んだ。明治18年（1885年）には，国道2号線が開通しさらに大正14年（1925年）には，広電宮島線が開通して阿品電鉄が設けられるなど交通事情が一変した。このことにより比較的近郊地域にアクセスしやすいようになり，また景色も良いため，様々な団地が開発されてきた。新住宅地市街地開発事業として昭和52年度廿日市ニュータウンが完成し，人口の増加に繋がった。それから約30年が過ぎ，当時移り住んだ人々の高齢化，その子ども世代の都市部への流出により，少子高齢化が進んだ。高台の開発は山を下から徐々に切り開いていくため，下の地区ほど古いが開発が進みやすく，上の地区ほど新しいが開発が進みにくい特徴が挙げられる。	地区踏査 阿品台市民センター

2．人口統計

町名	15歳未満 男	15歳未満 女	15〜64歳 男	15〜64歳 女	65歳以上 男	65歳以上 女
阿品台1丁目	27	15	185	212	147	159
阿品台2丁目	29	23	155	204	168	193
阿品台3丁目	16	16	128	167	94	96
阿品台4丁目	21	16	136	177	105	97
阿品台5丁目	32	45	379	459	81	76
阿品台東	133	119	283	397	30	39
阿品台西	256	219	622	797	65	95
阿品台北	71	47	514	583	125	116
阿品台山の手	12	14	104	110	30	31

（人）

情報源：人口統計ラボ（平成22）廿日市市健康推進課資料（平成25）

高齢者が多い。
少子化傾向により若い人口が減少している。

阿品台5丁目，西，東といった地域は子ども多く，若い世代多い傾向にある。
阿品台1〜4丁目地区は高齢者が多い傾向がある。
平成24年度の人口統計においては，全世帯3,560世帯中，高齢者単身世帯は371世帯と1割を超えていることが分かる。

		阿品台１丁目	42.5%	（高齢化率）
		阿品台２丁目	48.6%	
		阿品台３丁目	40.6%	
		阿品台４丁目	41.8%	
		阿品台５丁目	21.8%	（平成25）

		観察したこと	関連するデータ（アセスメント含）	情報源
3.	住民の様子	ウォーキングやランニング，犬の散歩などをされている姿が見られる。 公園が閑散としており，子どもの声が聞こえない。 独居高齢者が存在する。 阿品台地区の公園の中には，ラジオ体操・テニス・グランドゴルフ・ウォーキング・ランニングなどの活動をされている場所が多々ある。 サロンなどの集まりがある。 すれ違う人達が挨拶をしている。 「すれ違った人への挨拶はするが，交流そのものは少ない。」（高齢者） 子どもが積極的に挨拶をしている。	高齢化により屋外に出ている人が少なく近所付き合いが減少していると考えられる。挨拶を交わす方もいるが，交流が少ないといった声もあり，近所付き合いが減少していること，世代間交流が減少していることが予想される。そのため，サロンなどを通じての交流が住民にとって娯楽や健康，生活にまつわる知識を得る場になっていると考えられる。しかし，サロン活動などの周知は積極的にはされていないため，参加するメンバーの固定化に繋がっている。 子どもが積極的に挨拶をしており，地域住民の活気の向上に繋がっていることが考えられる。	地区踏査
4.	価値と信条	阿品台地区からの景色が良い。（厳島神社や宮島花火大会，瀬戸内海の景色など） 大きなお寺や神社は見られない。 「景色がよい」（高齢者） 「いいところだと思う」（高齢者）	景観の良い地区に立ち，日本三景の一つである宮島を一望できることから，地区への満足の声が聞かれた。阿品台地区の住民の不安・不満の多くの声は公共交通機関をはじめとする移動方法について，また高齢化に対することであり，阿品台地区自体には満足度が高いのではないかと考える。	地区踏査

Ⅱ．地域を構成する要素	観察したこと	関連するデータ（アセスメント含）	情報源
1. 物理的環境	坂が多い。 点字ブロックが少ない。 街灯が少ない。 国道２号線が阿品台地区の中心を通っている。 「公園は多いが，街灯が少なかったり人通りが少ないところもあったりで子どもを連れて行きにくい感じがある。」（女性） 病院，診療所，銀行，警察署，消防署がまとまって地区の中心拠点となっている。 空き家の増加傾向がある。 交差点，カーブが多い。 車の使用頻度が多い。 ウォーキングコースが作られている。 避難拠点となる小学校や中学校，高校が存在する。 社宅・県営住宅がある。 景色が良い。	団地の中での平均標高は，阿品台北が111ｍと最も高く団地内の中心拠点との高低差は55ｍとなっている。このことから，団地内高低差が高く急な坂道が多いことが分かる。平均標高が高いため，日本赤十字広島看護大学，他教育機関などの津波や氾濫などの災害時の災害救援拠点，避難拠点が多い。国道２号線を境に，阿品台１～３丁目の海抜が低い場所と，阿品台４丁目～山の手までの海抜が高い位置で分けたとき，海抜が低い場所は戸建て団地が多く，高い場所は戸建て団地のほかにも県営住宅や社宅が建っていることがわかる。 中心拠点に公的施設がまとまっているため，ひとつの場所で用事が済ませられるようになっており利便性が良い。アクセス経路において，脇道が多く，大きく迂回しなくてはならない状況は少ないと考えられるが，坂道，階段，歩道橋や段差のある道などが多くあることから，徒歩による移動が難しいと感じる場合があると考えられる。	地区踏査

	緑が多い。 細い脇道が多い。	ウォーキングコースも，阿品台地区の特性上平面が少なく，坂道が多いため，少し運動をしようと思っても体力面で困難を感じる方がおられるのではないかと考える。	
2. 保健医療と社会福祉	阿品台地区には，総合病院はないが，個人病院・クリニックがある。歯科3，眼科1，小児科2，皮膚科1，耳鼻科1，内科2，整形外科1，あかね会阿品土屋病院，老人保健施設シエスタ，有料老人ホームヴィラみずほ，廿日市高齢者ケアセンター，阿品みどりの家，ケアハウスマヌエルホーム，デイサービス光の園，デイサービスみんなの家きむら，さくらデイサービス。阿品台地区からアクセスしやすい場所に総合病院がある。	阿品台地区には，個人病院やクリニックはあるが，阿品台4丁目に集中しているためその他の地区に住む方には不便であると考える。しかし，重度の疾患があるとき，近くにJA総合病院があるため安心した医療を受けることが出来ると考えられる。しかし，近くの病院が少ないことは変わらず，病院選択の余地がないため，近くの病院を受診せざるを得ない状況があると考えられる。高齢者施設は9施設あるため，自宅で生活することが困難な高齢者や，負担の大きな要介護者を抱える家族へのサポート体制が整っていると考える。	地区踏査 阿品台地区地図
3. 経済	ピュアクック，ナフコが阿品台地区の中心にあり，アクセスがしやすく阿品台地区に住む方々の買い物拠点となっている。高齢者夫婦のみの世帯が多く，年金に頼った生活をしている方が多い。	買い物の拠点，商業施設が近くにあり，日常生活に困らない程度に整備されているが，服や贈り物を買うときには隣接地区のフジグランや，西区のアルパークまで遠出する必要がある。退職し無職となった高齢者が多く，年金により生計を立てている方が多い。戸建て団地という物的資産を所有している方が多く，アパートやマンションでの生活よりも経済的な負担は少ないと考えられる。	地区踏査
4. 安全と交通	交差点，カーブが多い。車の使用頻度が多い。「車がないと不便。」（高齢者）狭い道では歩道がない。カーブミラーが少ない。バスの本数が少ない。さくらバスは平均して3時間に1本。広電バスは30分に1本である。信号が少ない。タクシーを利用する人が多い。さくらバスの値上げ（平成25年）「出かけに行くときはバスの時間も分かるけど，帰りはちょうどいい時間に便がないから別のバスを使って歩いたりする。」（高齢者）「さくらバス値上げはしんどい。本数も減ったからね。」（高齢者）「年をとって免許を返納したりするから，車ももうない。」（高齢者）廿日市消防署西分署，阿品台交番がある。阿品台市民センター，教育施設4つがあり，避難所が多い。	阿品台地区は坂が多く，バスの本数が少ないため利用したいときに利用するということが困難であり車を運転しない高齢者にとっては不便である。おおのルートバス，市営バス，さくらバスがあるがどれも通らない場所もあれば重複して通る場所もあり，ルートの変更や時間帯カバーを行い高齢者の住みやすい環境を整備する必要があると考えられる。特に阿品台2丁目はバスが通れないことが多く，車がなければ便利が悪いことが予想される。さくらバスは100円という低額料金であったが平成25年の値上げにより経済的負担が重たく，また本数の減少もあり，利用し辛くなったという声がある。かつ18時台が最終便であるため，不便を感じている人が多い。車がない人は，バスの本数や坂道の多さから交通に不便を感じている。団地であるため家の密集地帯は道も細く，曲がり角も多い。大きな道に出るまでの道は見通しが悪く危険であることが挙げられる。緊急時対応の施設は避難場所，危険対応共にあり，対応可能な状態にあると考える。	地区踏査

5. 政治と行政	高齢者が多い。 「年金暮らしですよ」（高齢者）	推計グラフから分かるように，人口の減少とともに老年人口の割合が増えそれを支える生産年齢人口の割合が減少している。このことから生産力が低下し，若い人の負担が増えることが予想される。廿日市市高齢者福祉計画・介護保険事業計画があり，介護予防・生活支援の推進，安全・安心なまちづくり，介護サービス提供体制の充実，地域ケア体制の整備など様々な形で関わっている。	廿日市市HP

6. コミュニケーション	「世代を超えた関わりがしたい。」（最近越してきたA氏） 「サロンにもっと若い人が参加して欲しい。」（高齢者） ・サロンに大学生を始めとする若い世代のボランティア参加が稀にある。 「自らコミュニティに入れるように努力している。」（最近越してきたB氏） 廿日市市阿品台市民センター，阿品台1〜4丁目集会所，阿品台5丁目第1，2集会所，阿品公園，阿品台野球場がある。	廿日市市阿品台市民センターを始め，各集会所においてサロンなどが開かれておりコミュニケーションをとる場となっている。 実際の発言から，高齢者は世代間を超えた交流を行いたい，という思いがあることが分かる。阿品台地区には教育機関も充実しており，これらの施設を利用し住民と若い世代が交流する場となるように阿品台祭りをはじめとする各施設でのイベントなどを周知していく必要があると考える。また，イベントの企画も地域と協力をして行っていく必要があると考える。 新しく越してきた人はすでに構築され参加者の固定されたサロンをはじめとした行事に参加しづらいという状況が考えられるため，これらの人々を対象とした歓迎会や親睦会などを開催するなど，既存のコミュニティの方から関わっていく姿勢が必要であると考える。	地区踏査 阿品台地図
7. 教育	育児クラブ・サークルをはじめ，つくし幼稚園，阿品台西保育園，阿品台東保育園，阿品台西小学校，阿品台東小学校，阿品台中学校，廿日市西高校，日本赤十字広島看護大学がある。	教育機関は阿品台地区内に揃っており，目の届く範囲で教育を行うことができる。それは家族の負担・不安の軽減，地域に子どもがいることでの，地域内活力の上昇にも関係してくると考える。高校・大学という高等教育の場は，小学校や中学校よりも地域との接触に学生自身が自主的に動ける教育機関である。	地区踏査 阿品台地図

8. レクリエーション	阿品台市民センターにて老人会があったり，高齢者の集いや子どもの習い事など約53のサークル・クラブ活動が行われている。地域では，交流ウォーキングを開催している。 「老人会のコーラスのメンバーは20～30人くらいいて，やめる人も少なく，新しい人も良く入ってくるから楽しくやれている。20周年祭をやるなど歴史もある。」(高齢者) 各公園や人通りの多い道に，掲示板が設置されており，そこでサークル・クラブ活動，地区のイベントやお祭りなどの告知が行われている。 「グランドゴルフは週2回公園で行っている。でも夏は子どもが夏休みで公園を使うからやってないの。」(高齢者) 学童と一緒に行う阿品台清掃活動がある。 大学生が自ら阿品台祭りに出展している。 平成22年の時点で廿日市市全体では131の老人クラブがあり，7,181人の高齢者が老人クラブに加入しておられる。阿品台地区では12の老人クラブが存在する。平成24年の統計によると，市全体で60歳以上の老人クラブ加入率は18.1％となっている。	高齢者は，「1年以上継続的に運動している」と，「1年以上継続していないが運動している」をあわせ運動している割合は廿日市市全域48.8％と比較し阿品台地区は63.8％と高くなっている。このことから阿品台は健康志向の高い人が多いことが考えられる。 阿品台地区でのサークル・クラブ活動は数が多くあるだけでなく，参加者たちが意欲的に参加し楽しんでいることが分かる。 クラブ活動があるだけでなく，ウォーキングコースがあったり，公園が多かったりと，自分らしく生きるための仕組みは出来上がっていると考える。	地区踏査 健康廿日市21市民調査
Ⅲ. 地域の印象	観察したこと	関連するデータ（アセスメント含）	情報源
1. 住民	「昔子どもがいたころは周りの家庭と共によく外に出てみんなでバーベキューをしたりしていた。でもみんな年をとって，子どもも家を出ると外に出ることが少なくなり，自然と交流が減った。」(高齢者) 「子育ての手伝いもできる」(高齢者) 「近隣住民へのおすそ分けや声掛けをしており関係が良い。」(高齢者) 「周りの家庭の状況が分かりづらい。」(高齢者) 「隣にどんな人が住んでいるか分からないから，ある意味都会的」(高齢者) 「老人が多いのはこの地区の課題だと思う。1～3丁目は子どもが少なく，老人が多い。4～5丁目は比較的子どもが多い。」(高齢者) 「老人の町。元から住んでいた人が年をとってしまい，高齢化が進んだ。」(高齢者)	少子高齢化によって子どもとの交流もなくなったことから，再び若い世代と交流したいといった意見が聞かれた。近隣への交流はある方もいればない方もいた。それの要因の一部分には，高齢化により家から出なくなってしまったことも考えられる。 地域住民の強みは，阿品台地区の少子高齢化を自ら感じており，それを課題だと理解・認識しているところであると考える。	地区踏査

2. 自分の認識	日頃から高齢者と若い世代の交流が少なく，高齢者の活気が乏しい。それは歴史や地形の観点から，地域の世代も，若い地区と高齢の地区でくっきりと分かれている影響も考えられる。若い世代は県営住宅で核家族化し，共働きによる子どもの育成の問題や，世代間交流での意見交換による問題解決などに繋がっていないことなどが挙げられる。 現在阿品台の活動は高齢者が中心となって行っている傾向にある。交流が少ないことは若い世代の意見を取り入れづらい課題とも繋がると考える。 高齢者の交流したいというニーズと，若い世代のニーズとは決して相容れないものではないと考える。双方のニーズをうまくまとめていく方法を立案していく必要がある。	自分の思い，感じたこと

「阿品台市民センター」
http://members.fch.ne.jp/hatsukaichi.city.ajinadaicc/
「人口統計ラボ」
http://toukei-labo.com/2010/nenrei.php?tdfk=34&city=34213
「廿日市市ホームページ」
http://www.city.hatsukaichi.hiroshima.jp/shisei/toukei/karte/H260327_15_ajinadai.pdf

表2 コミュニティ・アズ・パートナーモデルをもとに学生が収集した地域の情報2

Ⅰ．地域と住民	観察したこと	関連するデータ（アセスメント含）	情報源
1. 歴史	・厳島神社の鳥居をきれいに眺めることができる。 ・山と海があり自然豊か。	・阿品台地区は，世界文化遺産の宮島を眼前にする，新生廿日市市の沿岸中央部の高台に位置する大型の住宅地域。新住宅市街地開発事業として，昭和46年度から広島県が造成し，昭和52年度廿日市ニュータウンが完成した。	阿品台市民センターHP
2. 人口統計	・高齢者が多い。 ・人通りが少ない。 ・公園が閑散としており子どもの声が聞こえない。 ・家の中に人がいるかどうかわからない。	阿品台1〜5丁目の推移 世帯数　人口　老年人口　年少人口　生産年齢人口 15〜64歳　高齢化率 ・平成24年度時点で，総人口8789人（男性4124人，女性4665人），老年人口1967人（うち75歳以上861人），世帯数3560世帯，高齢者のみの世帯819世帯，高齢者単身世帯371世帯。	阿品台いきいきプロジェクトの報告資料

		・阿品台地区の平成 12 〜 22 年の 10 年間の動向をみると，人口が約 15％減少する中で，15 歳未満の年少人口は約 38％と大幅に減少し，65 歳以上の高齢者の割合は 11.1％から 20.5％へと大幅に上昇している。 阿品台の人口は減少しているが，65 歳以上の人口は増加してきていることから，高齢化が進んできていることが分かる。15 歳から 64 歳の生産年齢が減少してきていることから，今後も少子化も進んでいくことが考えられる。 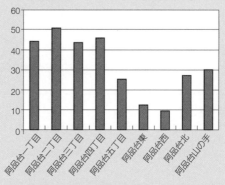 ・阿品台地区全体の高齢化率は 30.8％である。阿品台地区の町名別で高齢化率を見ると，阿品台 1 丁目〜 4 丁目は 40％を超えていることが分かる。阿品台の中でも特にこれらの地域は，今後，老老介護や孤独死などの問題が起きる可能性があるため，町内での介護予防対策や，近隣同士のコミュニティ作りを行う必要がある。	
3. 住民の様子	・外に出ている人が少ない。 ・道ですれ違ったら挨拶を交わす方もいる。 ・近所に子どもをもつ親が少ない。 ・朝のラジオ体操がある。 ・阿品公園でテニス，グランドゴルフ，ウォーキング，ランニングをしている。 ・サロンなどの集まりに多数参加している。 ・公共の場所に自主的に花植えをしている。 ・一人暮らしの高齢者もいる。 ・ゴミ集積場が家から遠い人が多い。ごみを収集してくれるサービスがある。 ・高齢者サロンに対して「老人になった気がするからあまり参加したくない」と話す方もいる。	・近所付き合いが少なくなっていることから，世代間の交流が減少し，気軽に相談できる相手がいない状況にあると考えられる。 ・市内最大の住宅団地「廿日市ニュータウン」であり，団地内では高齢化が進んでいるため，産業などはあまり盛んではない。 ・観察したことから，健康に対して意識が高い人が多いと考えられる。 ・サロンなど住民同士の交流の場が多くあり，これらを楽しみにしているという発言があることから，住民にとって娯楽や知識を得る場になっていると考えられる。 ・一人暮らしをしている高齢者にとって，重たいごみを出すことは大変なことである。阿品台には，ごみを抱える力がない人や家の近くにゴミ集積場がない人に対して代わりにごみを出してくれるサービスがある。しかし，ごみの中にはおむつなど他人に見られたくないものがあるなどという理由からサービスを利用しない人がいる。	阿品台市民センターHP
4. 価値と信条	・大きな神社や寺は見受けられない。 ・阿品駅周辺に畑が広がっている。	・阿品の氏神である岩神社の祭神は農耕の神，足名椎（あしなづち）である。そのため阿品という地名がついた。また，農業がさかんであったため，今でも畑が広がっている。	

Ⅱ. 地域を構成する要素	観察したこと	関連するデータ（アセスメント含）	情報源
1. 物理的環境	・電灯が無い。 ・急な坂が多い。 ・人通りが少なく静か。 ・病院，銀行，警察署，消防署がまとまってある。 ・コンビニが無い。 ・空家の増加。 ・山，海が近く，自然が多い。 ・年間を通じて温暖な気候であり，過ごしやすい。	・面積 0.94 km² / 人口 8789 人 ・瀬戸内海式気候に属し，年間を通じて温暖な気候である。気温も比較的温和で，年間平均気温は 15.6℃。降水量は年間平均 1,344.6 mm で梅雨と台風時期に多く，冬は乾燥するが，温暖な海洋性気候である。	廿日市市HP 気温と雨量の統計
2. 保健医療と社会福祉	・阿品台には総合病院はないが，阿品台4丁目に個人病院，クリニックがある。 ・歯科 3，眼科 1，小児科 2，皮膚科 1，鼻科 1，内科 2，整形外科 1 ・あかね会阿品土谷病院 ・老人保健施設シエスタ ・有料老人ホームヴィラみずほ ・廿日市高齢者ケアセンター ・小規模グループホーム ・阿品みどりの家 ・ケアハウスインマヌエルホーム ・デイサービス光の園 ・デイサービスみんなの家きむら ・さくらデイサービス	・阿品台地区には，個人病院やクリニックはあるが，阿品台4丁目に集中しているため，阿品台2丁目や5丁目に住む住民にとっては不便である。しかし，重度の疾病の場合，JA総合病院が近くにあるため，安心した医療を受けることができると考える。 ・病院が少なく，選択の余地がないため高齢者は近くの病院を受診せざるを得ないことが考えられる。また，高齢者の中には，「JAみたいな大きな病院に1度見てもらいたいけど，いつも行っている病院で見てもらっているから，他の病院に行くのは気が引ける。」と発言し，長年受診した病院に悪いから遠慮して病院を変えることをためらう人もいる。 ・高齢者施設は，9施設あるため，自宅で生活することが困難な高齢者や，家族にとっても負担を軽減することができていることが考えられる。 ・平成23年度の廿日市市の特定検診の受診率が17.5%	廿日市市HP
3. 経済	・銀行は人が多い。 ・スーパー，ホームセンター，ドラッグストアなど日用品を扱う店がある。 ・商業施設では，アジナモール，フジグランがある。 ・年金により生計を立てている。 ・戸建て団地が多い。 ・高齢者の夫婦のみの世帯が多い。	・阿品台地区では卸売・小売業の事業所が多くあり，スーパー，ドラッグストア，ホームセンターなど日用品を扱う店が集約しており，買い物に不自由しない環境である。また，医療・福祉分野においても個人病院や老人ホームがあり比較的充実しているといえる。 ・商業施設は，日常生活に困らない程度に設備されているが，服や，贈り物を買うときは，アルパークなどに遠出している現状がある。 ・退職した無職となった高齢者から，「若いときに，たくさん働いたから，今は年金たくさんもらえているよ。」という発言や，家の中の様子などから生活には困っていないようであり，経済的な負担が少ないと考えられる。また持ち家があるなど，物的資産も所有している人が多い。阿品台北では，道路が凍るなど環境が影響し，土地が売れない欠点もある。	廿日市市HP

4. 安全と交通	・狭い道では歩道が無い。 ・カーブミラーが少ない。 ・直角カーブが多い。 ・タクシーや車などの使用頻度が多い。 ・バスの本数が少ない（1 時間に 1 本）。 ・信号が少ない。 ・車等のスピードを出す人が多い。 ・移動には，バス，電車を使用している。 ・平均的に 1 家に 2〜3 台車を所有している。 ・さくらバスの値上げ。 ・廿日市消防署西分署，阿品台交番がある。 ・阿品台市民センター教育機関（4つ）などの避難所が多い。 ・災害時要援護者支援制度。	・平成 11 年 4 月より，廿日市市安全協議会阿品台支部という団体がつくられ，廿日市市阿品台地区，阿品台小学校区地域パトロール，登下校時の見守り，地域の清掃活動青色回転灯装着車によるパトロールを週 5 日月 2 回実施している。また，「子どもと高齢者の交通事故防止」を大きなポイントとして掲げ訴えており，関係団体が一致団結して街頭活動など繰り広げるほか，取り締まりも強化している。 ・市自主運行バス（さくらバス），路線バスがある。しかし，さくらバスは運賃の見直しを行い，一乗車が西循環線 200 円，東循環線 150 円と運賃が高くなっている。また，高齢者はバス停までの移動も負担となることや時間帯によってはバスの便が少なく，目的地までの移動に時間がかかることも問題となっている。鉄道は市内を通っていない。JR 西日本阿品駅が最寄り駅となる。 ・阿品台地区は坂が多く，バスの本数が少ないため，利用したい時に，利用することが困難であり，車をあまり運転しない高齢者にとって不便である。市営バスとさくらバスがあるが通らない場所もあり，2 つの会社間で連携をとり違うルートや，時間帯のカーバーを行い，高齢者でも住みやすい環境づくりをすることが必要であると考える。 ・バスは，広島電鉄バス，さくらバス，おおのハートバスの 3 つが通っているが，大きい道がない阿品台 2 丁目は，バスが通れないことが問題であり，車がないと便利が悪い。 ・緊急時の対応として，教育機関や避難所が多く，避難するときに，援護が必要な人のために支援制度も整っているため，高齢者のみの世帯でも安心して暮らせる。	廿日市市HP
5. 政治と行政	・本学が中心となり阿品台いきいきプロジェクトを行っている。 ・阿品台市民センターでは阿品台すくすくサロン，阿品台市民センターまつりが開催されている。 ・地域包括支援センターはつかいちでは高齢者相談を行っている。	・現在の廿日市市長は○○○○である。 ・町内会，自治会の円滑な運営や継続的な活動を促進するため，「町内会・自治会活動の手引き」を作成している。民生委員が 24 人いる。 ・サロンや施設は多いが，サロンの存在を知らない人が多く，参加者が固定されていると考えられる。そのため，サロンの存在や開催を積極的に周知する必要がある。具体的な方法として，イベントを利用して参加者を募ることや，回覧板にて知らせること，お互いが誘い合うなどの広報活動が必要であると考える。	廿日市市HP
6. コミュニケーション	・廿日市市阿品台市民センター ・阿品台一〜四丁目集会所 ・阿品台五丁目第一集会所 ・阿品台五丁目第二集会所	・阿品台高齢者サロン ・阿品台地区コミュニティをすすめる会，茶話やかサロン助成，広報誌発行，書初め，とんど祭り，体育祭，球技大会，工作教室，西小まつり	阿品台市民センターHP

	・阿品公園 ・阿品台野球場 ・近隣住民へのおすそ分けや声か けをしており関係が良い（10年 以上在住している住民） ・サロンに学生も参加してほしい。 ・新住民だと周りの家庭の状況が わかり辛い。	・実際の発言から，高齢者は，世代間を越えた交 流を行いたい，サロンに学生や若い人も参加し てほしい，という思いがある。教育機関も充実 しており，これらの開放施設を利用し，住民と 学生が交流する場となるように学祭などのイベ ントを周知し，企画も地域の方と協力して行う ことが必要だと考える。また，地域のサロンに 学生が参加し，お互いの交流を継続的に行う必 要もあると考えられる。 ・新しく越してきた人は，すでに構築されたコ ミュニティの中へ入りたい思いはあるけれど， 入りにくいことが現状としてある。しかし，こ の人たちはこの状況を打破しようと，自分たち から積極的に挨拶や声かけなどの努力をしてい る。この人たちを対象とした歓迎会や親睦会な どを開催するなど，既存のコミュニティの方か ら関わりを持っていくことも必要である。		
7. 教育	・小学校や中学校，高校，大学， 特別支援学校がある。	・幼稚園～大学までがそろっており，地域での学 校間の連携がとりやすい環境にあると考えられ る。	廿日市市 HP	
8. レクリ エーショ ン	・町内会のお祭り ・町内合宿（小学生対象） ・大学祭 ・老人会や健康づくりグループ内 での旅行 ・大学などの体育館やテニスコー トなど，講堂，講義室，食堂の 施設開放	・阿品台祭り等の行事が行われており，そこでの 住民同士の交流をはかることができている。し かし，参加する住民が決まっている傾向にあり， 身内での交流となっていることが多い。 ・高齢者は，「1年以上継続的に，運動している」 と「1年以上継続していないが，運動している」 を合わせ，運動している割合は，廿日市市全域 48.8％と比較し，阿品台地区は63.8％と高く なっている。このことから，阿品台は，健康志 向の高い人が多いことが考えられる。廿日市市 よりは参加者が多いため，一見参加率が高いよ うにみえる。しかし参加していない人も多くお り，外出の機会が減っている。不参加の人はな ぜ参加しないのか理由を聞き，その理由に対し 解決方法を模索していくことが重要であると考 える。 	廿日市市 HP 阿品台市民 センター HP	

Ⅲ. 地域の印象	観察したこと	関連するデータ（アセスメント含）	情報源
1. 住民	・阿品台から新しい海岸沿いの住宅地に引っ越す人が多い。 ・民生委員自身も高齢であるため，サロンなどの企画を行うのが負担となっている。 ・高齢者は，価値観が出来上がっているため，サロンに出てこない人もいる。 ・バスの本数が少ないため，サロンに行きづらい。 ・高齢者サロンが2か月に一回という頻度は少ない。 ・高齢者サロンに長く通っている人が多くなると，仲の良いグループができてしまい，初めて参加する人には敷居が高く感じる。 ・子どもがたくさんいた頃は，地域も生き生きしていたように感じる。 ・体力的に高齢者サロンに参加することが厳しい人が多くいる。 ・地域のみんなと話せるカフェやベンチがもっとあったらいい。 ・昔から知っているから近所になじみの人が多い。 ・日常生活ではピュアクック（スーパー）で事足りる。 ・坂はあるけど，そこまで不便でもなく，坂がいい運動になる。 ・大学が近くにあるから，勉強する機会があっていい。 ・病院の待ち時間が長い（1～2時間程度）。	高齢化率の推移（グラフ） （%）平成18年～24年 阿品台1～5丁目：25.7, 27, 28.5, 30.4, 32.2, 33.3, 35.1 廿日市市／広島県／全国：21.7, 21.7, 22.3, 22.9, 23.4, 23.7／20.8, 21.5, 22.1, 22.7, 23.1, 23.4, 23.4／19.5, 20.2, 20.9, 21.5, 22.2, 22.6 凡例：◆廿日市市　▲広島県　■阿品台1～5丁目　×全国 ・急激な高齢化，人口減少が進み空地・空家が増加し，公共交通機関サービスの縮小・廃止があった。 ・ベッドタウンのため近所づきあいも減少し，新たに引っ越してきた人はコミュニティがあっても昔からの住民の結びつきが強いため参加しづらい。そのためコミュニティの不活性化がおきている。 ・長く住んでいる人たちは，関わりを多くもっていることがわかるが，若い人と高齢者との関わりが少ない。 ・地域の人たちは学生が家に来てくれることが嬉しいと感じているため，阿品台地区には人と関わることが好きな人が多いと考え，今後学生をはじめ，さまざまな人と交流が持てるように地域のサロン等に参加していくことも必要である。 ・病院の待ち時間が長いために診察を受けず，薬のみ処方してもらう人がいる。薬だけ飲んでいても，実際に効いているのか，ほかに身体的異常はないというのは医師の診察を受けなければわからないことであると考える。そのため，このような人達には薬だけではなく定期な診察を受けてもらうように促す必要があると考える。	阿品台いきいきプロジェクト
2. 自分の認識	・サロンなどの開催が少なく，参加する人も限られている。 ・自治会など高齢者が主体となりさまざまな企画をし，実施している。 ・高齢者サロンに長く通っている人が多くなると，初めて参加する人には敷居が高く感じる。 ・高齢者が多く，学生と関わりたいと思っている人がたくさんいる。	ベッドタウンのため近所づきあいも減少し，新たに引っ越してきた人はコミュニティがあっても昔からの住民の結びつきが強いため参加しづらい。また，長く住んでいる人たちは，関わりを多くもっていることがわかるが，若い人と高齢者との関わりが少ない。地域の人たちは学生たちとの交流も嬉しいと感じているため，今後学生をはじめ，さまざまな人と交流が持てるように地域のサロン等に参加していくことや高齢者が自由に集まれる場を提供することが必要であると考える。	

4 地域住民への聞き取り調査（フォーカスグループインタビュー）

プロジェクト開始にあたり，市の健康推進課（健康づくり，母子保健等保健活動の主管である）や総合政策課（コミュニティへの支援の主管である）に連絡をとり，プロジェクトの全体説明を行い，協力を求めた。ここは重要であり，トップの方（課長）や担当者となじみの関係になるようにする。電話でアポイントをとり，概要を示すA4版2枚程度で説明資料を持参する。

その際，行政，担当者から見た地域の課題を聞き取る。ここでは，高齢化が進んでおり，地域住民からの要望が草取り等生活面など具体的なものが多くなっていた。

次に，地域住民の方々からのface to faceの情報収集である。

まず，コミュニティの代表者に連絡し，趣旨説明と協力を求めた。コミュニティの代表，体育委員などの委員，老人クラブ会長等8名ほど集まっていただいた。そこでは，「大学が入って何をしてくれる？」や「10年ほど前には家庭訪問をしてもらったことがあったが，その後はあまり関わりがない」と否定的な発言も聞かれた。しかし，こちらの趣旨（高齢化が進む地域で健康づくりをキーワードに若者から高齢者まで交流できる地域づくりを目指す）を説明すると，少しトーンダウンされ，「その問題は今地域で問題になっとるからありがたい。」という結論で協力いただけることになった。何事も顔と顔を合わせて，話をすることは大切である。最初に不満等言いたいことを話していただき，じっくりと聴くことである。実はこのような根回しが重要なのである。

face to face

地域住民との情報交換は，特に重要である。最初は緊張するが，勇気を持って連絡をとることである。アポイントをとることは言うまでもないが，それ以上にface to faceで会って話すことが大切である。最初はこちら（大学等）への不満も含めて要望を聞くことに徹することである。今回も普段言えなかった大学への不満や要望等を聞いたが，何度か話す機会を持つうちに，お互いでできることや各々の役割を話し合えるように変わっていった。今では，電話で話がすぐに通じるようになった。最初は丁寧に，その後は不定期でも関わり続けることがポイントである。

■ フォーカスグループインタビューの実際

1 目的

阿品・阿品台地区の民生委員・児童委員，および主任児童委員の捉える地域の健康課題を明らかにすることを目的とした。

2 方法

(1) 対象者

阿品・阿品台地区の民生委員・児童委員および主任児童委員21名を対象とした。

（2）方法

　阿品・阿品台地区民生委員・児童委員協議会会長に事前に承諾をいただいた。その後，民生委員児童委員協議会に著者が出向き，民生委員児童委員および主任児童委員に対して，フォーカスグループインタビュー（以下，FGIとする）の趣旨，手順，倫理的配慮などを説明した。同意が得られた者に対して，民生委員児童委員協議会後に阿品台地区と阿品地区の町内会別にA阿品台地区9名とB阿品地区11名の2グループに分かれて実施。

（3）進め方

　一般にFGIは，8〜12名程度が望ましいといわれている。グループを設定する際には，司会（ファシリテーター）や記録者の場所も考慮する。

　司会は全体が見渡せる位置にいることが重要であり，記録者やサブファシリテーターはグループ内に散らばって座る方が雰囲気をつかみやすい。

　スタッフは，各グループに司会1名，記録者1名の役割で行った。

　対象者の基本属性と在任年数については，FGI開始前に基本属性についてのアンケートに記載してもらった。これはインタビューの時間を確保するためである。

　FGIでは，事前にインタビューガイドを作成する。しかし，かならずしもそのとおり進まないこともある。工夫することとして，テーマをホワイトボードに記載し，全員がテーマを意識できるようにする。

　今回の内容としては，「民生委員児童委員のみなさん（対象者）が捉える地域の課題」である。このように，常にテーマを意識しながら話すよう促すことがファシリテーターの役割である。また，話が途切れたり，沈黙になった時は日頃の活動について話すよう質問をする。

　記録者は，サブファシリテーターでもある。そのため，グループの雰囲気に気を配る。まず一人ずつに話してもらい，その後意見交換を行った。

（4）分析の手順

　対象者に了承を得て録音した内容は全て逐語録に起こす。

　ひとまず，録音内容をすべてワープロで打つ。（➡ P.40，42）

　次にその文脈からまとまりのある意味にコード化する。（➡ P.41，43）つまり，得られたデータをまとまりのある意味にコード化し，コードを意味内容の類似性，相違性を検討しながら分類していく。

　さらに分類したコードに共通性を見出し，サブカテゴリー，カテゴリー，コアカテゴリーと抽象度を高めていく。（➡ P.41，43）

③ 結果

　地域の課題として，Aグループでは，「近隣とのつながりが乏しい」，「地域の催し物に参加しない」などの【地域の希薄な交流状況】，「老老介護」，「児童虐待のリスクがある」，「引きこもり・うつの人が多い」などの【地域の健康リスク】，「坂や階段が多い」，「ごみ集積場が少ない」，「町内会が機能していない」などの【地域の生活しづらい環境】が抽出された（**図10**）。Bグループでは，「買い物やごみ出しなどの生活が不便」，「高齢者

ファシリテーター

　ファシリテーターとは，グループワークやフォーカスグループインタビュー（以下FGIと略す）における進行役である。特にFGIでは，テーマに基づいてグループを指南していく。メンバー全員に目を配り，一人に偏らないよう各メンバーに声をかけながら意見を導き出していく。最初に自己紹介を入れ，話しやすい雰囲気を出せるように促す。サブファシリテーターは，ファシリテーターがうまく全員の意見を引き出せるようサポートする。そのため，着席する際はグループ内で固まらないようにする。

インタビューガイド

　インタビューガイドとは，半構造化インタビュー（semi-structured interview）で聞く質問のリストで，インタビューの前にあらかじめ用意されるものをいう。ガイドで定めた通りに質問されるのではなく，自然な会話の流れを乱さないよう，順番や使う言葉を柔軟に変える。

に認知症がある」,「介護サービスを拒否する」などの【高齢者の健康リスク】,「子どもの情報が得られない」,「子育て世代が孤立している」などの【子ども・子育て世代の状況】,「住民の安否が確認できない」,「障害者が経済的に不安定」などの【住民の健康リスク】,「子ども会が機能していない」,「行政から個人情報が提供されない」,「ボランティアの高齢化」などの【不完全な支援体制】が抽出された。

4 まとめ

　地域診断とFGIから，地域の健康課題として，主に以下の3点が明らかになった。

　①世代を超えた住民相互のつながりが少なく，助け合う体制が整っていない。

　②独居高齢者や高齢世帯が多く，老老介護や高齢者のひきこもりがみられる。

　③坂や階段が多く，高齢者の移動が困難である。

　しかし,地域住民はその課題の一部を強みとして捉えていた。例えば,「坂や階段が多いため,健康づくりに役立つ」,「ごみ集積場が少ないため,ごみ出しのサポートで近隣とつながっている」などである。

　行政・地域・大学が協働する体制を整えたことで，行政からの提供資料をもとに大学が住民の声を統合し,地域の全体像を把握することができた。この協働体制を基盤として，学生を取り込む必要性が認められた。

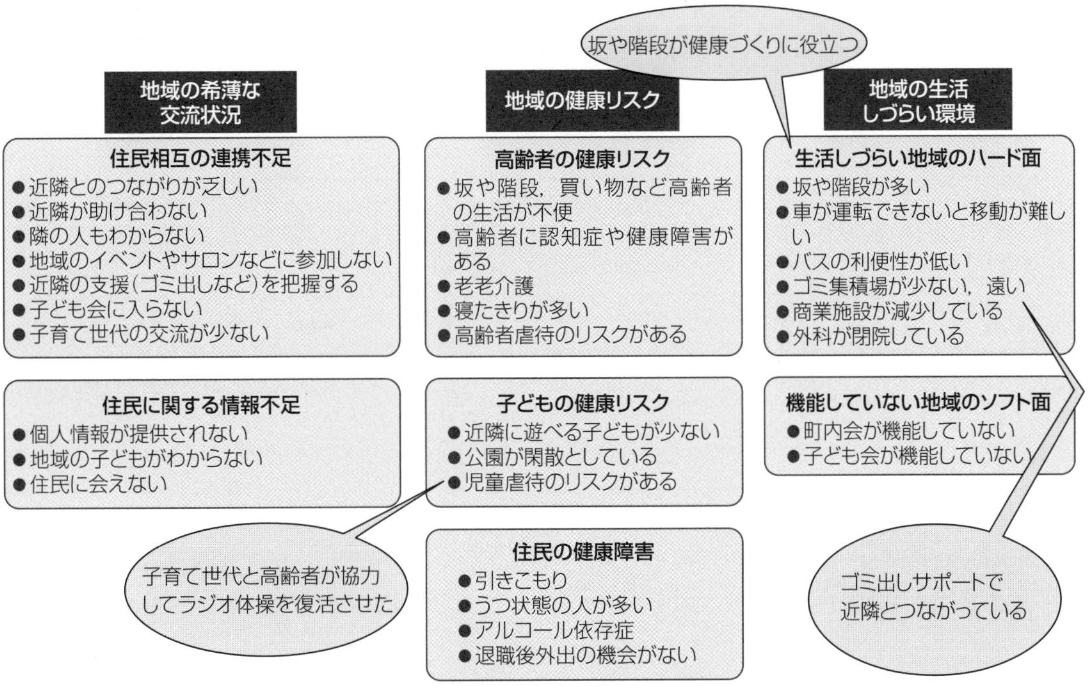

地域の希薄な交流状況

住民相互の連携不足
- 近隣とのつながりが乏しい
- 近隣が助け合わない
- 隣の人もわからない
- 地域のイベントやサロンなどに参加しない
- 近隣の支援(ゴミ出しなど)を把握する
- 子ども会に入らない
- 子育て世代の交流が少ない

住民に関する情報不足
- 個人情報が提供されない
- 地域の子どもがわからない
- 住民に会えない

（子育て世代と高齢者が協力してラジオ体操を復活させた）

地域の健康リスク

高齢者の健康リスク
- 坂や階段，買い物など高齢者の生活が不便
- 高齢者に認知症や健康障害がある
- 老老介護
- 寝たきりが多い
- 高齢者虐待のリスクがある

子どもの健康リスク
- 近隣に遊べる子どもが少ない
- 公園が閑散としている
- 児童虐待のリスクがある

住民の健康障害
- 引きこもり
- うつ状態の人が多い
- アルコール依存症
- 退職後外出の機会がない

地域の生活しづらい環境

（坂や階段が健康づくりに役立つ）

生活しづらい地域のハード面
- 坂や階段が多い
- 車が運転できないと移動が難しい
- バスの利便性が低い
- ゴミ集積場が少ない，遠い
- 商業施設が減少している
- 外科が閉院している

機能していない地域のソフト面
- 町内会が機能していない
- 子ども会が機能していない

（ゴミ出しサポートで近隣とつながっている）

図10　阿品台地区の課題と強み

フォーカスグループインタビューでの住民の声
①阿品台地区の困ったこと・課題

対象	No.	データ	
A	1	災害時の問題なんかでも，隣の人が「助けてくれ」って言っても「うちは知らん」とかね。	
B	13	近所で救急車に乗ってくれる人がいない。	
B	14	「その人ともものも言ったことがないのに乗らんよ」っていった感じでね。	
B	15	寄せ集まりじゃないですか。方々からの故郷も違うし，人見知り…	
C	18	その方は結局，お子さんはいらっしゃらない。親戚もいらっしゃらない。兄弟がいるにしても遠くにいらっしゃる。	
C	20	今さら近所の人と交流してもうできないんですよ。年を取られたらね。	
A	3	1 つの町内会であっても，全部が他人みたいな。完全にね。	
A	8	町内会があっても町内会ぐるみでどうのこうのって言うのはない。	
B	11	そっぽを向く人もいるんですよ。	
D	48	「いや，儂はまだ行かない，まだいいんだ。もうちょっと弱ったら行くよ」	
B	16	ちょっと階段があるというか，そういう人がね，難しいんですよ。	
B	27	そうそう人に迷惑をかけたくないの一点張り。	
C	25	80 前後の人っていうのは，すごい人の迷惑になるのを嫌がる。	
B	24	「ゴミを出してあげましょう」というのも「ゴミだけは人にお願いしたくない」と，一番見られたくない部分だという雰囲気がある。	
E	29	子どもが非常に少なくて，子ども会が 10 人ほどしかいないです。	
A	70	言われたように本当に少なくなってるんですよね。	
A	38	私の所なんか逆にどんどんなくなっていく。子どもがいないですからね。	
D	52	子ども会はなんか実態は何もやってないみたいだけど，前はあったけど。	
E	30	今 10 人そこそこで，その中で入ってない人もかなりいて。	
E	31	個人主義が非常に蔓延していまして，昔は一緒に遠足のようなものに行ったりとか，キャンプしたりとか，そういうことが楽しく出来ていたのに，それがいやだ。「個人で行きたい。」「ご近所さんと行きたくない」「親がお世話係(役員)をしたくない」だから入らない人が 1/3 くらい。	
E	32	東小学校が校区ですけど，西小学校が目と鼻の先にあるもので，西小学校へ行く子の方がだんだん増えてきまして。	
E	33	同じ小学生と言っても 3 校にも 4 校にもなるので，まとまりがなかなか…	
E	34	小学生のお子さんを持つお母さん同士の連携も非常に少なくなってきていまして，町内はそういった意味では非常に困った状態。	
A	2	同意書をいただくにしても，それをいただくのが，配布はしたものの，いまだかつて同意書がいただけない。	
A	5	民生委員の活動の中では，非常に情報を得ることが難しい。	
A	4	情報を得ようと思っても「自治会長が個人の情報をしゃべるわけにいかんでしょう」と…	
D	51	どこへどのくらいの子どもさんがいるか，さっぱり分かりません。情報がないので。	
F	44	子どもさんの顔を見てもどこのなになにさんかね？って感じだし，ちょっと離れたら分からない。	
A	7	インターホン越しに話をすると，「ちょっとインターホンじゃ話ができませんから，玄関まで入れていただけないでしょうか？」と言っても，それには対応していただけない。	
A	6	家の中に入られたらインターホン越しの話なんですよね。	
A	10	おいでにならない方にはどうしようもない。	
B	66	ずっと真面目に来られた方が 70 くらいになって，息子に手を焼いている。	
B	68	で気に入らなかったらお父さんのことを首を掴んで，この間は「入れ歯が割れた」って言っていました，殴られて。なんで，高齢者虐待ですかね？	
C	19	ご夫婦は 80 と 84 くらいかな。どちらも体を悪くされたんですけどね。	
A	40	精神科で入院して，認知だと決まったら，もう進行する一方だから，治しようがないから家で見てください。だから今から 2 か月しか入院できないんですよ。	
A	63	私の近所にもまだ 1 歳にならない子どもがいますが，お母さんのストレスなのかなんなのか，よくは分からないが「殺すぞ」とかね，「死ね」とかね…	
A	64	夕べでも 11 時くらいまでギャアギャア泣いているので，行こうかどうしようかと…	
A	72	廿日市は子どもさんが横断する時に手を挙げることがまずないです。	
A	69	外に出ないし，女の人ですよ。60 にならない。	
B	67	ウツとアル中もあるんじゃないかと思う。	
A	39	健康のテーマについて，回ってみるとウツになりかけている，自分で「考え事が大変で自分はウツになってるんじゃないか」と訴える人もいる	
B	12	そういう人がウツ傾向なんですよ。	
	80	階段を上がらなくちゃいけない。	
	80	階段を上がらくちゃいけない。	
A	78	実際買い物に行くのが大変。	
	73	年取ったら大変よね，2 か所だったら。	
E	57	うちの町内は収集場所が 4 か所しかなくて 220〜230 軒で 4 か所しかないわけですから，距離のある方はかなりあるんです。	
B	59	1 丁目は 300 軒あっても 2 か所よ。	
	74	後からは絶対作れないよね，どこのゴミステーションも作られないもんね。	
	77	あれはずいぶん苦労されましたね，場所を増やすのに。	
E	81	以前あそこにちょっとしたお店があったんですよ。八百屋さんとかね。あったけれども潰れたんですよ。パン屋さんがあったんだけど，潰れたんですよ。	
A	79	あれが車がサッと入れれば，専門店街がつぶれなかった。	
A	71	通学路に犬の糞がたくさんある。それとタバコの吸い殻が。	
F	82	サロンもまだないんです。	
A	38	私の所なんか逆にどんどんなくなっていく。子どもがいないですからね。	
D	52	子ども会はなんか実態は何もやってないみたいで，前はあったけど。	
A	8	町内会があっても町内会ぐるみでどうのこうのって言うのはない。	

コード	サブカテゴリー	カテゴリー	コア
隣人や他人への関心がない	近隣とのつながりが乏しい	住民相互の連携不足	地域の希薄な交流状況
近隣の助けがない			
近隣のつながりがなく助け合わない			
住民はもともとの関係性が薄い			
高齢夫婦に身近に頼れる人がいないこと			
高齢になってからでは近隣との交流はできない			
町内会内で個人が独立している			
町内会で団結していない			
地域活動への参加を拒否する	地域活動に参加しない・できない		
固定観念により高齢者サロンに参加しない			
物理的環境により地域の集いに参加できない			
他人に迷惑をかけたくないと思う	他人に迷惑をかけることを拒む		
後期高齢者は他人へ迷惑かけたくないと考えている			
ごみ出しの援助を拒否する			
子どもが少ない	子ども・子育て世代の交流が少ない		
子どもが少ない			
子ども会が機能していない			
子ども会が機能していない			
子ども会に入らない			
子ども会での交流を嫌がる			
同じ町内会で違う小学校へ行く			
小学校が違うとまとまらない			
母親同士の連携が少なくなっている			
災害時支援の登録をしない	行政の支援を利用しない		
住民の情報が得られない	個人情報が提供されない	住民に関する情報不足	
町内会長から個人情報が教えてもらえない			
町内の子どもが把握できていない	子どもが把握できない		
町内の子どもが分からない			
玄関を開けてくれない	住民に会えない		
インターホン越しでは状況が把握できない			
サロン不参加者には何も関われない			
高齢者虐待の可能性がある	高齢者虐待のリスクがある	高齢者の健康リスク	地域の健康リスク
高齢者虐待の可能性がある			
高齢夫婦が体調不良である	高齢者に健康障害がある		
認知症の診断では入院できない			
児童虐待の可能性がある	児童虐待のリスクがある	子どもの健康リスク	
児童虐待の可能性がある			
子どもが横断歩道で手をあげない	子どもに安全対策がとられていない		
引きこもり	住民に健康障害がある	住民の健康障害	
うつとアルコール依存症がある			
うつ状態の人がいる			
地域の関わりを拒否する人がうつ傾向である			
階段が負担である	坂や階段が多い	生活しづらい地域のハード面	地域の生活しづらい環境
階段が負担である			
買い物が負担である			
ごみ集積場が遠い	ごみ集積場が少ない		
ごみ集積場が少ない			
ごみ集積場が少ない			
ごみ集積場を増やせない			
ごみ集積場を増やせない			
商業施設の撤退	商業施設が減少している		
商業施設の撤退			
通学路に犬の糞やタバコの吸殻がある	歩道が汚れている		
高齢者サロンがない	高齢者サロンがない	機能していない地域のソフト面	
子ども会が機能していない	子ども会が機能していない		
子ども会が機能していない			
町内会で団結していない	町内会が機能していない		

②困りごとに対する対応

対象	NO.	データ	
A	41	私はお年寄りと話をする時に「とにかく，認知にかからないようにしましょうね」「体温を落としなさんな」	
A	42	1軒1軒回っていろんな話をすると，熱中症の話から，これからどんどん寒くなる話をすると，ちょっとアイデアを教えてあげる。	
C	26	お互いに助けて，声をかけてもらった時は「1回でも受けて繋がりをもつようにしないといけませんよ」と言うのですが。	
B	28	「頭を下げたりはしなくていい。だれかが助けてくれるんだから，声をかけなさい」って「頼むね」って言ったらそれでいいのよって言うんです。	
D	47	地域の町内会の繋がりを広げるには，やっぱりたくさんの人に来てもらわなくちゃいけないんで，一応誘いはする。	
D	50	今回の訪問事業で話をして回ったら2人ぐらいは「行こうかな？」って人がいたし，「支援してあげるよ」って人が出られた。	
G	84	1人住まいの方に「ああいうサロンに行かれないんですか？」と参加しない方に声をかける。	
D	46	私の所もサロンは始めた。	
F	43	私は子どもから地域を全部集めて10月15日に焼き肉とか金魚すくいとか，焼き芋を焼いてするんですね。	
F	45	5丁目だけで，子どもさんからお年寄りの方からみんな集めてやりたいなと。	
A	70	そこにちゃんとおりて本人は明るくなりました。	
E	58	「足を悪くして，生ごみなんかを持っていけないから個人契約をしたいんですが」と私の方に連絡が入りまして，紹介して契約が成立しました。	
C	22	朝でも夜でも，私1人じゃ大変だからその2人の人にゴミ出しと時々行ってもらえる人がやってくださっているんです。	
G	82	結構プラチナクラブといって元の老人会の活動も活発で餅つき大会をしたり，子ども会と一緒になってする行事もあったりして。	
G	83	サロンなども2～30人来てくださってるので，その中でリーダー格の方がいらして。	
C	55	町内のゴミ出しね，町内会が業者にお願いしてっていうのがお年寄りには楽なんです。玄関の前に置く。	
E	56	一番大事なのはお年寄りがあの新聞の重いのを持ってでなくていい。それだけでものごく喜ばれた。	
E	38	同時に，協力してくれたのがお年寄りだったんです。おじいちゃんがそこのおうちのおじいちゃんがすごく協力して下さって。	
H	62	みつばちまあやって病気をしたりとか，お母さんがちょっと出かけるのに見てもらいたいと預けるのも阿品台2丁目の方が責任者で，阿品台の方が立ち上げられて，今は廿日市の会員のかたもたくさんいらっしゃいますけど，私は意識の高い地区かなと思います。	
H	60	民生委員さんも毎回お手伝いに来てくださって，主任児童委員と民生委員と母子推進委員の方もここの地区の人たち，0歳児のママ達のサロンを手伝いに来て下さる。	
H	61	母子推の人も民生委員の人も主任児童委員もとっても阿品・阿品台地区で連携が取れている。	
H	86	茶話やかサロンも毎年7～80組くらいの方が来られるんです。	
H	85	阿品台には阿品に出来て，今度は阿品台に出来るでしょ。	
E	35	途絶えていたラジオ体操が今年から復活しまして。	
E	37	子ども会の役員を今されている方が，地区で育ったお母さんなんですね。自分たちも小さい頃に地区でやってきたお母さんたちだったので，そういう意味で「私たちもこんなことやりましたよね」と，我々の子どもの年代たちの人。	
A	75	そう思って，儂らは町内会を作る前に先に先に作っておいた。	
A	76	町内会を作るまでにゴミを出すところを真っ先に。	
B	53	1丁目は廃品回収じゃなくて，資源回収をするの。	
B	54	それで夏とか，遠足って言うのかな？ハイキングに行ったりボウリングに連れて行ったり……	
C	21	すごくいいボランティアの自主グループがあって，仲良くして年をとっても遠慮なく助け合えるようにしましょうってグループ。	
E	36	ごみを捨てて行くので，通りがっかたから帰りに一緒にやったりとか，あるいは帰省されたお子さんがお孫さんを「連れてきてもいいですか？」と来られた家庭もありました。	

コード	サブカテゴリー	カテゴリー
認知症予防をすすめる	住民の健康づくりに働きかける	住民への 直接的対応・支援
健康に関する情報を提供する		
近隣とつながりをもつようすすめる	地域との交流をすすめる	
近隣に助けを求めるようすすめる		
高齢者サロンをすすめる		
高齢者サロンをすすめる		
高齢者サロンをすすめる		
高齢者サロンを立ち上げる	地域に交流の場をつくる	
町内会のイベントを行う予定		
全住民対象のイベントを行う予定		
生活保護申請をすすめる	関係機関等につなぐ	関係者への働きかけ
ごみの収集の個人契約を紹介する		
ボランティアグループに住民のごみ出しを依頼する		
老人会の活動が活発	地域高齢者への支援・活動がある	住民支援のための 地域資源
高齢者サロンがある		
町内会の資源回収は高齢者の負担を軽減している		
町内会の資源回収は高齢者の負担を軽減している		
高齢者がラジオ体操の復活に協力する		
子育て支援サービスがある	地域に子ども・子育て世代への 支援・活動がある	
多職種が子育てサロンを支援している		
子育て支援は多職種が連携している		
子育てサロンの利用者が多い		
子育てサロンができる		
子ども会のラジオ体操が復活する		
地域で育った子育て世代がラジオ体操を提案する		
ごみ集積場を設置する	ごみ問題に対する 地域の取り組みがある	
ごみ集積場を設置する		
町内会で資源回収をしている		
資源回収の収入で町内会のイベントをしている		
地域をつなぐボランティアグループがある	地域交流への 住民の取り組みがある	
近隣の住民などもラジオ体操に参加する		

5 家庭訪問

家庭訪問の基礎的な知識

家庭訪問とは，対象である住民の最もパーソナルな場に看護職者が出向くことである。その場合，留意することとして，個々の家庭によって価値観やルール等が存在することがあるため，初回では特に信頼関係を構築できるようにする。

具体的には，約束した時間に間に合うよう時間に余裕を持って出かける。最初のあいさつが重要であり，自己紹介では身分を明らかにし，今回の家庭訪問の目的をわかりやすく伝える。そのためには，訪問前に，しっかりとした計画を立て，頭の中や学内でシミュレーションを行っておくと安心である。

例えば，長期の目標は，「疾患をセルフコントロールし，自立した生活を送ることができる。」だが，今回は「疾患のセルフコントロール状況を確認する。」具体的計画では，「バイタルサインのチェック，聞きとりにより状況を把握する。」

家庭訪問は，一に事前準備，二に事前準備である。

玄関では靴を揃えて上がること。

状況を聞きとること。

その際のポイントとして，対象者が何に困っているかを明らかにしていく。次回の約束（いつ頃，それまでに困った時の連絡先等）をする。

1回の訪問時間について，対象者の都合を確認することは当然であるが，30分程度，長くても60分程度とする。

保健活動における家庭訪問は，最も重要な活動と位置づけられる。なぜなら，保健師が対象とする人々の多くは潜在的なニーズを持つ人々である。顕在的なニーズを持つ人々は自ら医療機関を受診し，相談に出向くなど医療・保健・福祉の社会資源を活用できる人々である。しかし，児童虐待，高齢者虐待，精神医療の未受診者，治療中断者等保健ニーズを持つ人々は，自らSOSのサインを出すことが困難であることが少なくない。そこで，個別での関わり，アウトリーチの基本である家庭訪問は特に重要な介入方法である。それだけに学生にはその方法の感触だけでも体験し，信頼関係を構築しながら対象者の思いに寄り添いながら行動変容や意思疎通をはかることを体験してほしい。そのため，本実習では，学生に家庭訪問の基礎的な知識を伝える。

家庭訪問により対象者との意思疎通をはかること。病や障害を持ちながら地域で暮らす人々をどう支えていくかを学ぶことを目標とする。

その方法としては，まず，阿品・阿品台地区民生委員児童委員協議会において，学生による家庭訪問の対象者の選定と紹介を依頼した。民生委員は民生委員法により厚生労働大臣より委嘱を受けた準公務員である。地域の虚弱高齢者や独居高齢者，貧困家庭への支援等を行う地域のキーパーソンである。そのような人たち（重要な社会資源）を知り，その人々といかに協働して地域をサポートするかについても重要な学習である。

紹介された対象者に連絡を取り，訪問約束をすることから学生の関わりは開始する。

具体的な訪問約束の方法は，電話をかけ，候補の日時を伝え，アポイントをとる。その際，注意することとして，ファーストコンタクトは重要であるため，自己紹介をする（所属と名前を伝える）。日時の確認と訪問目的を伝える（今回は訪問目的を健康状態の把握と健康相談とした）。最後に日時を再確認し，お礼を言って受話器を置く。

また，事前に健康状態の把握についてオリエンテーションを行った。具体的には，地域保健活動で家庭訪問を行う意義，訪問時のマナー，健康状態の把握方法などである。そして，実際の訪問先でバイタルサインのチェック，特に血圧測定とそのアセスメント，現在かかっている病気があればその状況を把握する。（ただし，自分の知識で対応できないときは戻って確認して連絡する旨を伝える。）健康づくりチェック表を聞き取り，結果を

伝える。（後日）廿日市市の健診受診勧奨し，未受診であればその理由の把握に努めるなどを実施する。訪問後に今後の支援を検討し，記録に残す。

相談・訪問相談受付票の内容は，

①相談したいこと（自分のこと：家族のこと：知人のこと：　　　のこと）
②主訴（困っていること，生活面，健康面）
③相談内容（健康面，介護面，その他　　　　　　　　）
④健康チェック：血圧　　　　　　食事　　　　　　睡眠
⑤健診受診状況：受けている（　　　　　）　　受けていない
⑥相談・訪問のきっかけ　　　　　　　　　　　　　　　　など。

記録に残す
　記録は実習記録の他に，廿日市市で使用されている「家庭訪問相談受付票」への記入もするようにした。学生には必要に応じて，廿日市市に情報提供することを伝えた。そうすることで，学生が行っている家庭訪問が市町村で行われている公衆衛生活動の一部であることの自覚や保健師との連携の実際を理解できることにつながる。

2012～2013年の2年間で延べ45名の地域住民を訪問した。高齢者を中心に，独居高齢者や高齢者世帯等の見守りが必要な方を訪問し，血圧測定や健康チェック表の記入，健康管理について相談を受けた。訪問時に家族や介護者からの話を聞く学生もおり，介護負担感や生活上の問題を把握したり，健康支援の方法についても検討した。

下記の地図は学生が訪問した高齢者宅を示したもので，地区をくまなく訪問することができた。初年度は，阿品台地区のみであったが，次年度から阿品地区への訪問も行った。

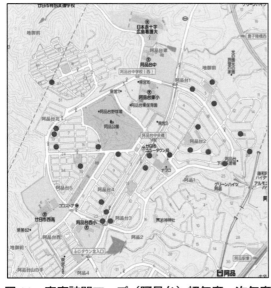

図11　家庭訪問マップ（阿品台）初年度～次年度

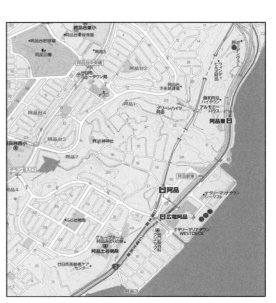

図12　家庭訪問マップ（阿品）次年度

6 地域資源を活用しての実習・発表

1 地区組織活動での実習（各種サロン活動へ参加）

2013年度の地区組織活動での実習は，子育てサロン2か所に19名，高齢者サロン10か所に86名の学生が参加した。

子育てサロンでの実習は，母親自身の健康や児の成長・発達に関すること以外に，母親の子育てに関する知識・情報，育児負担感や同じ子育て中の母親との関わり・近隣との交流状況なども，半構造化インタビューにより把握することができた。

高齢者との関わりでは，個人の健康や生活の不安を知ることで，健康管理や地域住民との交流の必要性を認識できたようである。

サロンを支援するボランティアからは，発足経緯，活動状況や運営上の課題とニーズについて尋ねることができ，健康づくりや地域づくりのあり方，地域特性と合わせた今後の取り組みや方向性についても考えることができたようである。特に地域の中にあるサロン活動の意義や必要性は，参加者やボランティアの活動を通して確認できた。

サロンに参加した学生は，必ず地域の生活のしやすさ，しづらさなどのニーズを聞くようにし，地域診断における質的データとして把握していた。

また，行政の保健活動に住民の自主的な活動であるサロンをどう活用していくべきか，どのようにして連携していくべきかを考えていた。（たとえば，健康診査受診率向上に力を入れている保健師活動では，サロンに保健師が出向き，健康診査受診率アップの協力を呼びかけ，合わせてセルフケア能力の向上に向けた住民の健康への意識向上への取り組みにすることなどを提案していた。）

2 健康教育・健康相談の実施

健康教育は，サロン等7か所で42名の学生が地域住民を対象に実施した。主として，疾病予防や季節に合わせた健康管理のことをテーマとした。

参加者からは講座の途中や最後に多くの質問をして頂き，事前学習の際に質問を想定していた学生も，実際に質問や相談を受けることで，多様な知識や技術を習得しておく必要性を再認識できたようである。また，サロンで購入されている測定器（体重，体脂肪測定器）を活用し，使用方法や自己管理について説明や相談も行い，学生は，地域住民の主体的活動を支

援する必要性と方法について理解が深まっていた。

3 地域診断と学内発表会

　実習をとおして，既存統計や社会調査，地区視診，実習で得た情報を集約し，地域の健康課題を抽出するとともに，明らかになった地域の課題について，予防や方策を検討した。

　学内発表会では，実習で収集した情報や体験した内容をまとめ，地域診断した結果と自分たちが考えた対策や予防，学生が考えた阿品台地区の方向性を提案するとともに，地域での看護活動の意義や役割について学びを発表した。学内発表会に地域住民の参加を頂いたときは，長年そこに住まわれていることでの住民目線での考えや意見，抽出できなかった新たな健康課題を伝えて頂き，学生が短期間でまとめた地区把握の結果を修正するよい機会となる。

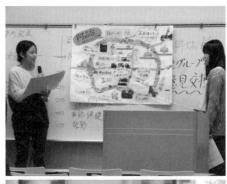
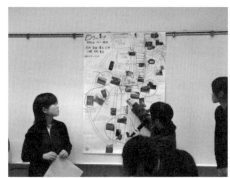
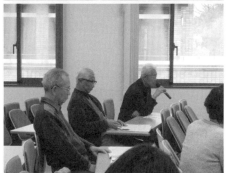
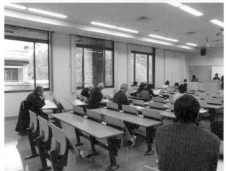

学内発表会

7 学生，住民，行政との ワークショップ

プリシード・プロシードモデル（PRECEDE-PROCEED Model）

ヘルスプロモーションモデルの中で最も代表的なモデルである。地域集団の特徴を把握・診断し，戦略的に計画し教育介入していくことと，介入後に診断目標が達成されたかの評価過程も計画に示された，総合的な地域保健活動モデルである。健康教育の分野とともに地域保健福祉計画・実践に広く導入されている。

特徴として，保健行動に影響を及ぼす要因を，準備要因・実現要因・強化要因の3つに分けたこと，最終目標を社会診断からみたQOLにおいたことがあげられる。

準備要因

個人または集団の知識，態度，信念，価値観，認識などである。

実現要因

社会的なサービスや各種事業，制度そのもので，プラスに働くことも，マイナスに働くことも含まれる。また望ましい行動を起こすために必要なスキルや新しい技能も，この要因の1つである。

強化要因

ある行動をとった後に他者から受ける報酬やはげまし，ソーシャルサポートなど。継続実践に必要な要因のことである。

ローレンスW. グリーン，マーシャルW. クロイター（訳神馬征峰）：実践ヘルスプロモーションPRECEDE-PROCEEDモデルによる企画と評価,医学書院, 2005.

1 目的

公衆衛生看護学実習を進める中で明らかになった地域の健康課題を踏まえ，対象地域の住民と本学学生，教職員，行政が集まり，「阿品台をいきいきとした魅力的な地域にするために」をテーマに，地域の健康課題への対応や解決策について議論を交わし，整理を行う。

2 日時・場所

日時：平成○○年2月25日（月）13：30 ～ 16：00
場所：日本赤十字広島看護大学　教育棟3階調理実習室

3 参加者

阿品・阿品台地区住民22名（阿品台コミュニティ，民生委員児童委員，阿品台実習家庭訪問対象者，老人クラブ，男性健康づくりグループ（大学で実施した健康講座修了生の自主組織活動グループ），その他），本学学生14名，廿日市市職員4名（健康推進課，総合政策課），本学教職員8名の計48名。

4 方法及び結果

1 健康課題に関する具体的な解決策の検討

これまでに明らかになった地域の健康課題と廿日市市健康増進計画にかかる市民調査結果について説明し，町内会および地区ごとに編成したグループで，健康課題に対する具体的な解決策について模造紙上にまとめた（図13 ～ 18）。

2 阿品台いきいきプロジェクト行動計画の立案

ワークショップの結果は，プリシード・プロシードモデルを参考に独自にまとめ，阿品台いきいきプロジェクトの行動計画を立てた。

プリシード・プロシードモデルは，情報を多方面から総合的に整理分析

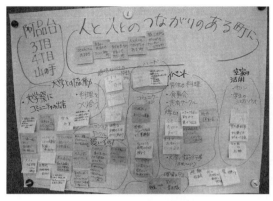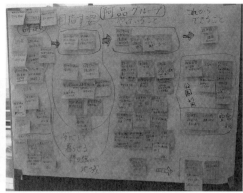

図13　模造紙上にまとめたグループワークの結果

し，地域住民の健康ニーズを導き出すことができるため，保健福祉計画などに取り入れられている。

　まず，テーマを「阿品台をいきいきとした魅力的な地域にするために」として，各グループ8名程度で話し合う。工夫する点としては，地域を意識できるよう，同じ地域（コミュニティ）または近い地域とし，学生や行政は固まらないように配置する。各グループにプロジェクト担当者が司会，ファシリテーターで入る。ここでは，最後の発表や記録などはメンバーに促し，担当者は黒子になる。

　最初にテーマを伝え，ポストイットに自分が思うことを考えて書く（10分程度）。その際，ポストイットには1つずつ書いておく。これは，後でグループ化したり並べたりする際に分けておくと作業がしやすいためである。

　その後，グループでお互いの意見を発表しながらグループ化していく。同じ意味やまとまりがあるものを一緒にし，それに小テーマをつける。

　グループワークの手法としては，ブレーンストーミング法を使う。すなわち，グループみんなでわいわいがやがや意見を出し合うことである。ルールとしては，①自由奔放②批判厳禁③量を求める④他人の意見に便乗可である。そうすることでたくさんの意見が出てくるのである。ブレーンストーミングとは頭の中が嵐のようにたくさんの考えが浮かんでくる状態を指している。まさにグループワークでは，その状態を作り出すことが重要なのである。

　そして，そこで出た意見をもとめていく際に使うのがKJ法である。川喜多次郎により開発された手法で多くの人たちが知っているため，理解を得やすい。そうしてグループ分けをした後にプリシード・プロシードモデルを基に，地域の課題に沿って示し，それらの解決策について，「個人でできること」，「地域でできること」など具体的な行動計画や役割分担が明確となる。その結果，グループ全員で作り上げる行動計画になる。

　また，グループワークの最後には，各グループの発表が重要である。各グループでどんな意見が出たか，自分のグループと比較して参考になる点

世代を超えた交流作り　［1 丁目］

現　状
- 50～60 代，高校生・大学生が出てこない
- 若い世代も少し入ってきた
- 氏神がない（子どもが集まらない）
- 学生に自主性がない

課　題
- 世代を超えた交流
- ひきこもり対策
- 気軽に話せるような近所付き合い

解決への取り組み

地域（住民）ができること
- あいさつ運動で子どもの見守り
- 地域の中での介護予防
- 人材を大学に派遣

大学への希望
- 継続した関わりを希望

学生への要望
- 地域での下宿
- まつりなどのイベントへの参加
- SP との交流

行政と住民と大学の協働

交通
- 交通の便が悪い
- バスの本数が少ない
- さくらバスが一方通行で不便

買い物
- 店が少ない

環境
- 坂が多い

日常生活支援事業　NPO 法人化
- オンデマンド型

今後の検討課題
- 災害対策

図 14　阿品台 1 丁目のグループワーク結果

あいさつが飛びかう一番元気な 2 丁目!!!　［2 丁目］

目指すところ
見守り・助け合う
あいさつ・声かけが飛びかう元気な地域へ
「阿品台は看護大があるからいいね!」と言われるようにしたい

課題
高齢者が一番多い
- 環境
軒数　　242/316 軒（76.6%）
高齢化率 48.5%
- 参加しない人
健康・活発な人
→どうやって参加してもらうか
- 個人個人違う
- 学祭に行っていいのか分からなかった

学生があいさつを返さない

民生委員さん 1 人で町内を見るのは難しい

1 人暮らし 33 人
緊急連絡
近所の支援

そのためには

現状
《町内会》
- 活動が活発
→年 4 回活動
→班により違いがある
《自主グループ》
「二丁目茶屋」「9 年会」「老人会」などがある

今度は
- 参加を呼びかける
- 小さな「二丁目茶屋（自主グループ）」を増やす

学生への要望
- グループリーダーと学生の窓口を作る
- 一緒に歌う
- お話しする

《その他》
- 隣・近所の小さな関わり・つながりを作る
- 女性が原動力
- 補助委員をしてもらう
- 訪問する
→話をしてくれる
→男性も話を聞いてほしい
- ほかに参加できることを考える

今すぐできること
- 行事を通して関わり，学生に出来ることを探す
- 催し物に積極的に参加
- 学生⇔地域
あいさつ・声かけ

図 15　阿品台 2 丁目のグループワーク結果

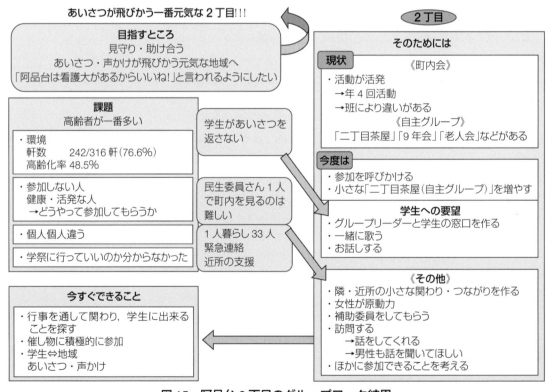

人と人とのつながりのある町に

目指すところ
地域力のある町　　　自助共助のスムーズな町
子ども達が帰ってきたい町　　　人と人とのつながりのある町
隣近所がわいわいがやがやできる町

見回り

他地域の動向把握

3・4丁目 山の手

大学との協働
・大学祭にコミュニティの出店
・学生と住民で一緒にイベントを考える
・大人の社会見学ツアー

大学施設
・地域住民への開放
　→スポーツ施設・食堂

町内活動
・若い人だけの組織を作り年齢層を広げる
・地域団体(学校・PTA・学生)のイベント参加
　→交流を深める

料理を作り合う
・月に1度の食事会(たまには小中学生も参加)
　作ったり、作ってもらったり
・高齢化対策の一環として大学の昼食を
　商店街の一角で販売する
　　→学生の起業
・出身地の伝統料理食べ比べ
・独居の人との食事会

ハード面
・さくらバスの往復路運行化
・地域福祉を考える
　訪問看護・診療、訪問ふれあいなど

ボランティアサークル
買い物
・阿品台買い物サークル
・近所で集まり買い物に行く
　→高齢者の手助け

・月1回の家庭訪問
・独居訪問をして話を聞く
　(話し相手になる)
・玄関前に出したゴミの回収と運搬

コミュニケーション
・地域内であいさつ運動
・ちょっとした時間の子どもの預かり
・小中学生との関わりを増やす
　→昔遊びの伝承

空き家の活用
サロン
→少人数でのおしゃべり会

学生用シェアハウス

若い人に移住してもらう

点検

イベント
大学と季節行事
→花見など

食事会
→男性の料理教室

大学と共有サークル

企画
・会合への参加の声かけ
　→家から出るきっかけ
・子どもたちを含めたもの
・男性の参加できるもの
・町内運動会(ソフトボール大会など)
・女神輿
・防災訓練
・山・歩道の整備
　→環境を守る
　　→芝刈り青年隊

趣味を生かした仲間づくり
・小さなグループ
・小さなグループ集会所の利用
・趣味を生かせる場
・得意分野を持つ人の発掘

図16　阿品台3・4丁目，山の手のグループワーク結果

世代を超えて助け合う地域！

5丁目

地域と大学との交流

学生の地域参加
・スポーツ大会
　→ソフトボール
・交流会(イベント)
・緑地帯の除草

・学生の参加
　→サロン，イベント
夏祭り(夜店の出店)
　→大学に町内会行事を
　受ける窓口を設ける

同世代も，世代を超えても
集まる機会を増やす
→集会所，町内の会合，子
どもの習い事など，接する
機会

世代を超えて取り組める
サークル・集会

住民の大学参加
・地域の参加
　→大学のイベント
　→部活に参加
　(テニスの練習試合など)
　→阿品台実習の継続

・相談会
　→学祭で血圧測定
　→健康相談会
　(体重・血圧など)

出逢いの場づくり
・清掃活動
　公園・道路・緑地帯の除草や清掃
　手入れに子どもも参加
　　→学校行事にあるといい……

・環境の整備
　散歩コースの整備(案内)
　　→ランニングも楽しめるように
　男性に外を歩いてほしい

・気軽に集まれる場所づくり
　集会所でストレッチ体操
　老人会などのサークル発足
　班会議などの開催→食事会

・町内会
　打ち合わせ回数を多くする
　世代を超えて参加できるような活動をする
　　→子ども会のイベントなど
　生涯スポーツ大会
　町内全員が参加できる事業の開催
　　→年1回程度
　町内会交流会(ふれあい広場)実施

地域と大学の協働事業
(防災訓練)
・災害訓練
　→地域と大学で
・防災訓練
　→大学と共同(主催)で
　→地区ごと

学内で阿品台ボランティア
サークルの発足

清掃活動・緑化活動

大学の行き帰りに
町内を歩く

老人会・町内会
活動参加

あいさつ
・あいさつ交換
　→学生から住民へ
　→道で会った人同士
　→朝夕

住民同士の助け合い
・買い物サービスボランティア
　の仕組みづくり

・坂道で荷物を持つ
・お年寄への配慮

図17　阿品台5丁目のグループワーク結果

51

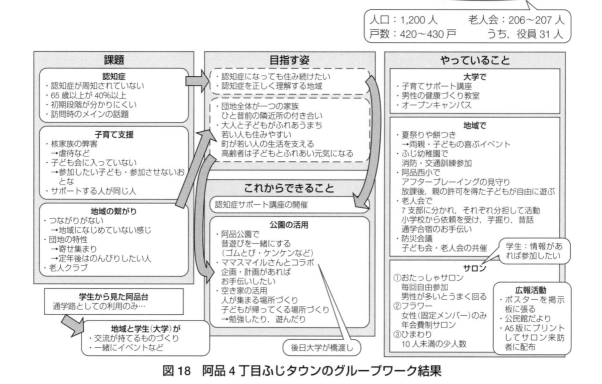

図 18　阿品 4 丁目ふじタウンのグループワーク結果

はどこか，自分のグループと同じ意見はあるか，など全体で共有が得られる。

　グループワークでは，テーマの提示と方法について 10 分，各自で考える時間 10 分，全体でグループワークする時間 40 分，発表各グループ 5 分で行う。最後のまとめ 10 分である。

　終了後，プロジェクト担当者でワープロ作成・印刷し，次回に提示する。

　今回の検討の結果，QOL は「高齢者が活発な世代間交流を通して，いきいきと過ごせる！」とし，その要因を明確にし，健康教育の内容をまとめた。

　ワークショップに参加した対象者は，コミュニティの役員や民生委員・児童委員を務めるなど，地域の事情に詳しく，助け合いの意識も高いことが伺えた。今後は，町内会の中の小さな単位で声を集め，潜在化している問題の掘り起しも必要ではないかと考えた。また，「いきいきとした魅力的な地域」をめざし，地域住民，大学，行政が協働して交流の継続や，移動手段の確保，災害対策などを推進することが重要である。

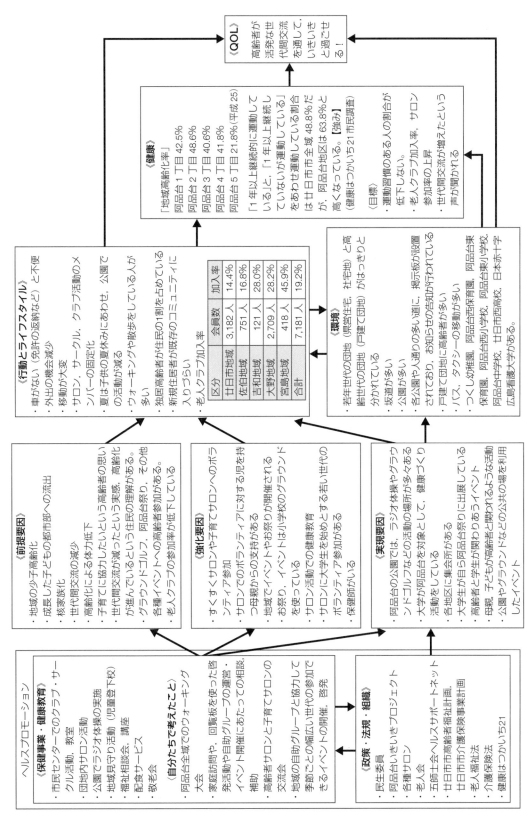

図19 プリシード・プロシードモデル (例1：阿品台一致団結大作戦!!)

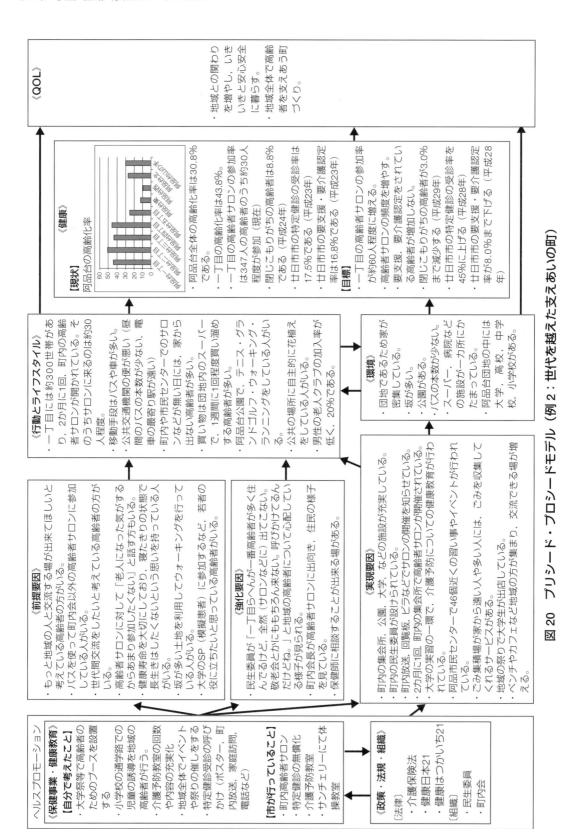

図 20　プリシード・プロシードモデル（例 2：世代を越えた支えあいの町）

8 実習からの学び

1 参加実績

　阿品・阿品台地区の社会資源への初年度と次年度の参加実績は**表3**のとおりである。延べ341名の学生が多様な社会資源を活用して実習を行った。

2 学生の学びの把握方法

　20○○年12月の阿品台実習を行った3年生14名のうち，同意の得られた学生7名に対し，最終日に学生へのフォーカスグループインタビューを実施した。インタビュー内容は「阿品台実習の感想」，「阿品台の健康課題について」，「健康課題への対応について大学・学生ができること」とし，逐語録から実習の学びとして，学生が得た実習の達成状況と効果を抽出し，類似するものをカテゴリ化した。

3 実習の学び

　実習の成果は，学生インタビューをもとに，実習後の学生の意見や感想

表3　阿品台実習の学生の参加実績（90名）

社会資源	実習施設数 （か所・人）	実習日数 （日）	学生数 （人）
① 組織活動支援（子育てサロン）	2	6	19
② 組織活動支援（高齢者サロン）	10	19	86
③ 健康づくり普及啓発（健康まつり）	2	4	56
④ 健康相談	2	7	42
⑤ 家庭訪問	45	45	93
⑥ 健康教育（母子関係）	1	2	9
⑦ 健康教育（成人・高齢者関係）	3	5	25
⑧ 集会・地域ケア会議への参加	3	3	11
計（延）	68	91	341

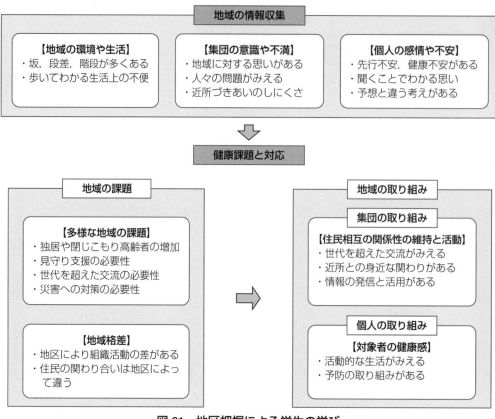

図 21　地区把握による学生の学び

をまとめた。

　学生の地区把握の達成状況として，地区踏査を主とする情報収集の過程では，地域の環境や生活の視点から，広く実態を確認できた。地域住民との関わりを通して，個人の感情や不安に接することができ，集団の意識や不満と合わせて，地域全体を多角的にみようとする実践力を養う体験ができた。また，健康課題の抽出において，多様な地域課題があること，同じ阿品台地区の中にも地域格差があること，それに対する集団の取り組みや対応として，住民相互に関係性を維持し，活動されていることが伺えたようである。健康な個人の取り組みにおいても，自ら疾患予防を活動的に行い，集団との取り組みとも連動しながら，地域住民が自助・互助・共助の活動をしていることを肌で感じる実習となった（**図 21**）。

　実習による学生の意識や態度に関する変化として，阿品台地区を身近に感じたという意見が出るなど，学生は地域への関心を今まで以上にもったこと，もたないといけないことを知ったことは，非常に大きい成果であった。実習を通して，地域を事前に調べる必要性を認識できたようである。また，学生の考える地域との関わりは，「今後自分のできる範囲の活動を行う」など視野を広げられ，その後のボランティアや地域行事への参加を考える機会にもつながった（**図 22**）。

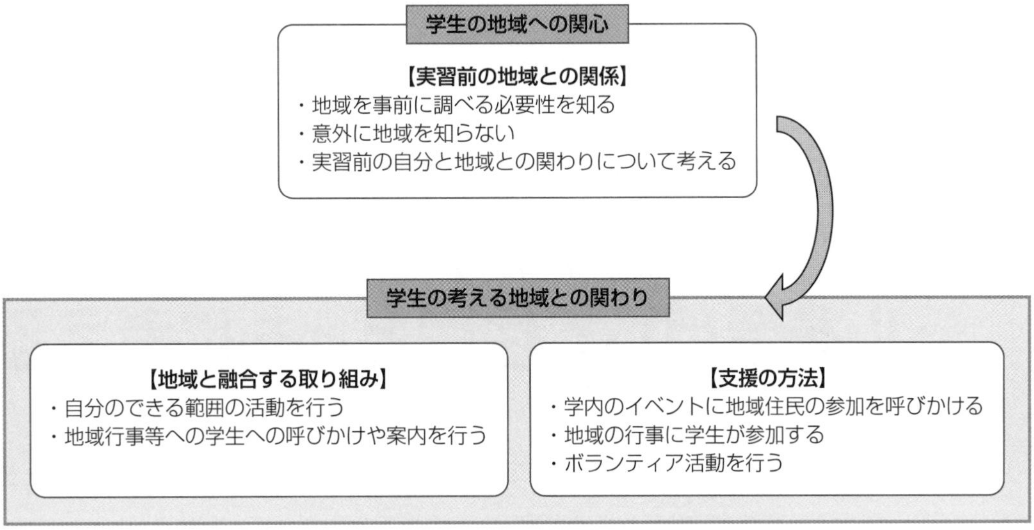

学生の地域への関心
【実習前の地域との関係】 ・地域を事前に調べる必要性を知る ・意外に地域を知らない ・実習前の自分と地域との関わりについて考える

学生の考える地域との関わり	
【地域と融合する取り組み】 ・自分のできる範囲の活動を行う ・地域行事等への学生への呼びかけや案内を行う	**【支援の方法】** ・学内のイベントに地域住民の参加を呼びかける ・地域の行事に学生が参加する ・ボランティア活動を行う

図 22　実習による学生の意識・態度の変化

　地域への支援の方法は，自分たちの地域診断を学内発表会で住民にフィードバックしたことで，地域の課題と強みを共有でき，住民との協働によるコミュニティエンパワメントを高める保健師活動を具体的にシミュレーションすることができた。

9 施策化への取り組み事例
—プリシード・プロシードモデルおよびコミュニティアズパートナーモデルを活用して住民とともに考える

1 モデルを活用して施策化へ取り組むための関連するデータ

次の ❶〜❾ の福岡県久留米市の健康関連データ（❼ は全国データ）をもとに，地域診断と保健活動〈保健計画と事業との関連（様式-3-3）P.68〉を作成した。

❶ 平成 30 年死因別死亡割合（図 1）

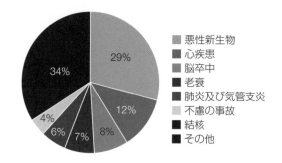

29%	■ 悪性新生物
12%	■ 心疾患
8%	■ 脳卒中
7%	■ 老衰
6%	■ 肺炎及び気管支炎
4%	□ 不慮の事故
34%	■ 結核
	■ その他

❷ 平成 29 年標準化死亡比（SMR）

標準化死亡比 H29（女性）
○─○ 久留米市　── 福岡県

結核
自殺　1.5　悪性新生物
不慮の事故　1　糖尿病
老衰　0.5　高血圧性疾患
腎不全　0　心疾患（高血圧性を除く）
肝疾患　脳血管疾患
肺炎

図 2

＊福岡県を 1 とする

表 1　女

	SMR	上限値	下限値
結核	0.57	3.19	0
悪性新生物	1.01	1.12	0.91
糖尿病	1.49	2.23	0.94
高血圧性疾患	1.25	1.91	0.77
心疾患	1.11	1.27	0.97
脳卒中	1.21	1.42	1.01
肺炎	1.02	1.22	0.84
肝疾患	1.27	2.01	0.75
腎不全	0.89	1.3	0.58
老衰	1.04	1.24	0.87
不慮の事故	1.09	1.42	0.81
自殺	0.74	1.32	0.37

標準化死亡比 H29（男性）
-○- 久留米市　── 福岡県

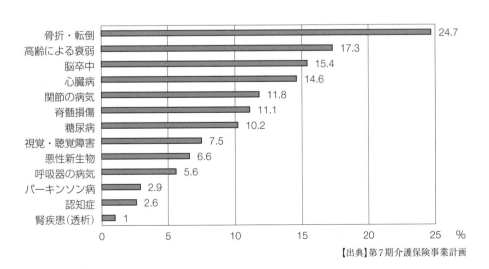

図3

＊福岡県を1とする

表2　男

	SMR	上限値	下限値
結核	1.03	3.02	0.21
悪性新生物	0.99	1.08	0.91
糖尿病	1.66	2.33	1.15
高血圧性疾患	1.25	2.03	0.71
心疾患	1.01	1.19	0.85
脳卒中	0.92	1.12	0.75
肺炎	1	1.2	0.83
肝疾患	1.08	1.58	0.71
腎不全	0.97	1.44	0.62
老衰	1.04	1.45	0.72
不慮の事故	1.08	1.39	0.83
自殺	0.74	1.32	0.37

【出典】福岡県保健環境研究所2017年

③ 要介護認定者数・率（表3）

	被保険者数 （A）	要介護認定者数 （B）	割合（%） （B/A）
総数	177,936	15,318	8.6
40〜65歳未満	98,592	270	0.3
65歳以上75歳未満	40,240	1,818	4.5
75歳以上	39,104	13,230	33.8

【出典】第7期介護保険事業計画

④ 要支援認定者の介護・介助が必要になった原因（図4）

	%
骨折・転倒	24.7
高齢による衰弱	17.3
脳卒中	15.4
心臓病	14.6
関節の病気	11.8
脊髄損傷	11.1
糖尿病	10.2
視覚・聴覚障害	7.5
悪性新生物	6.6
呼吸器の病気	5.6
パーキンソン病	2.9
認知症	2.6
腎疾患（透析）	1

【出典】第7期介護保険事業計画

5 久留米市年代別有病率（図5）

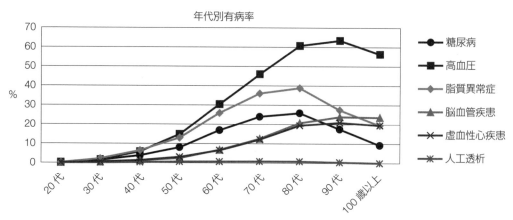

【出典】KDBシステム：厚生労働省　様式3-2, 3, 4, 5, 6, 7 R-1作成

6 疾病別入院，入院外医療費及び在院日数（表4）

	国保			後期		
	入院 （円/件）	在院日数 （日/件）	入院外 （円/件）	入院 （円/件）	在院日数（日/ 件）	入院外 （円/件）
糖尿病	632,321	17	325,33	581,685	20	397,44
高血圧症	640,817	18	276,42	569,982	20	354,51
脂質異常症	581,534	20	254,28	580,232	20	325,95
脳血管疾患	677,726	21	323,82	588,108	23	408,80
心疾患	620,732	20	398,54	578,822	21	473,52
腎不全	748,300	18	107,891	643,409	21	109,217

【出典】KDBシステム：健診・医療・介護データから見る地域の健康課題

7 人工透析導入患者の原疾患割合の推移
2017年12月31日現在（図6）

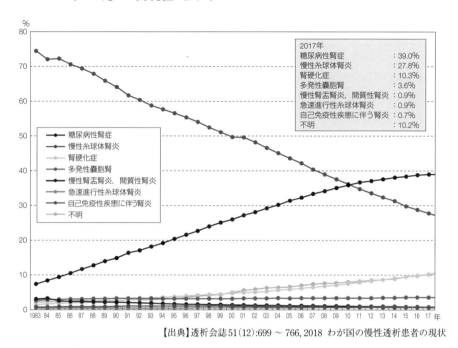

2017年	
糖尿病性腎症	: 39.0%
慢性糸球体腎炎	: 27.8%
腎硬化症	: 10.3%
多発性嚢胞腎	: 3.6%
慢性腎盂腎炎，間質性腎炎	: 0.9%
急速進行性糸球体腎炎	: 0.9%
自己免疫性疾患に伴う腎炎	: 0.7%
不明	: 10.2%

【出典】透析会誌 51（12）:699 ～ 766, 2018 わが国の慢性透析患者の現状

8 健診の有所見率（R1年度健康診査結果より）

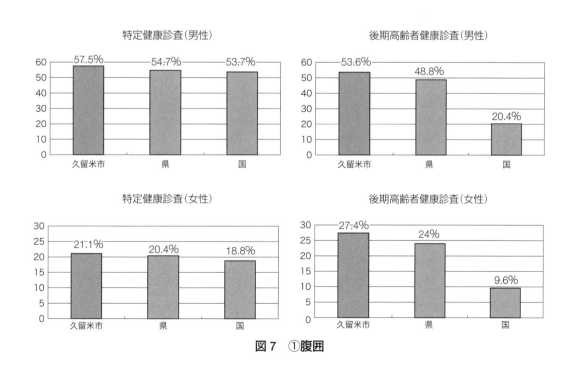

図7 ①腹囲

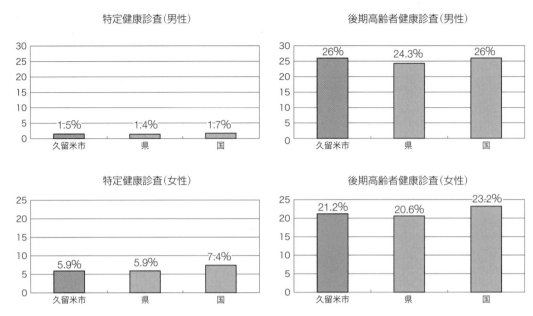

図8　②BMI

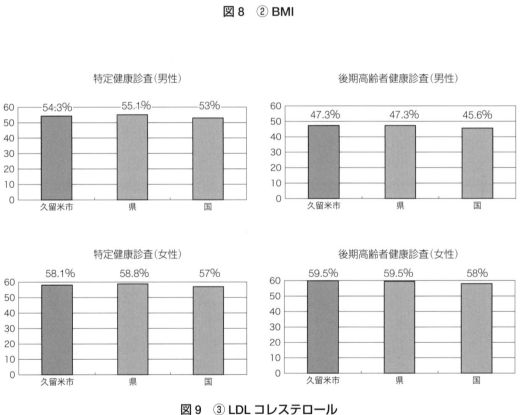

図9　③LDLコレステロール

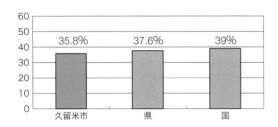

特定健康診査（男性）

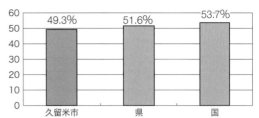

後期高齢者健康診査（男性）

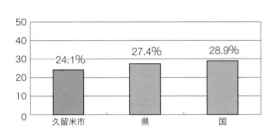

特定健康診査（女性）

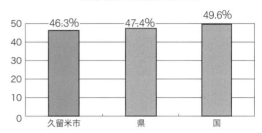

後期高齢者健康診査（女性）

図10　④収縮期血圧

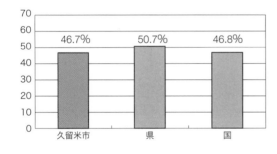

特定健康診査（男性）

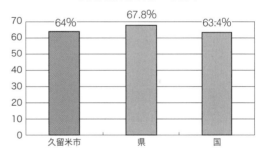

後期高齢者健康診査（男性）

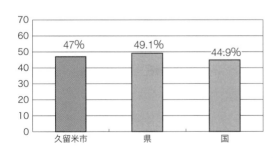

特定健康診査（女性）

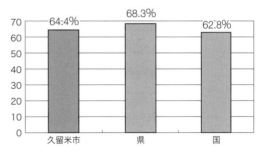

後期高齢者健康診査（女性）

図11　⑤ HbA1c

9 生活習慣（R1 年度健診の質問票調査より）

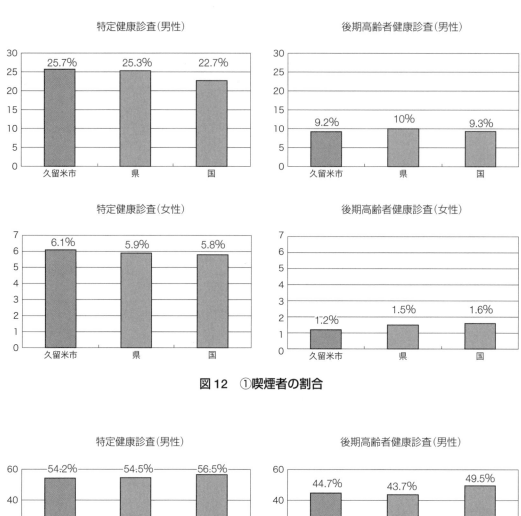

図 12　①喫煙者の割合

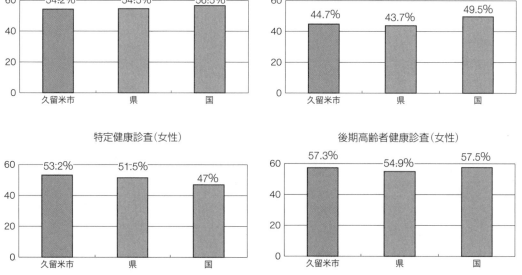

図 13　②１回 30 分以上の運動習慣がない者の割合

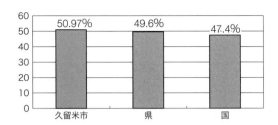

特定健康診査(男性)

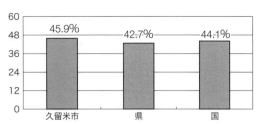

後期高齢者健康診査(男性)

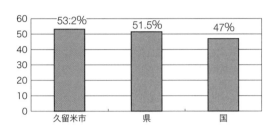

特定健康診査(女性)

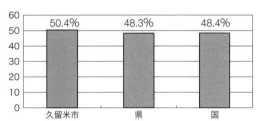

後期高齢者健康診査(女性)

図14　③1日1時間以上運動習慣がない者の割合

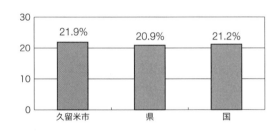

特定健康診査(男性)

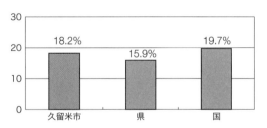

後期高齢者健康診査(男性)

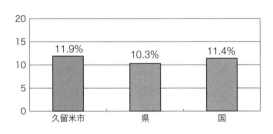

特定健康診査(女性)

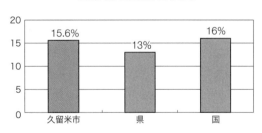

後期高齢者健康診査(女性)

図15　④週3回以上就寝前2時間以内に夕食を取る者の割合

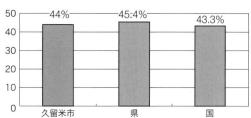

特定健康診査（男性）

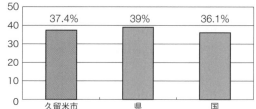

後期高齢者健康診査（男性）

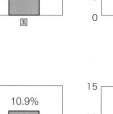

特定健康診査（女性）

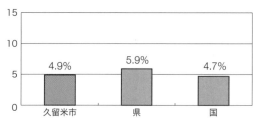

後期高齢者健康診査（女性）

図16　⑤毎日飲酒する者の割合

【出典】KDBシステム：地域の全体像の把握　R1年度（累計）

2 アセスメント

　1のデータをアセスメントすると以下のようになる。

- 平成30年死因別死亡割合は，悪性新生物が最も多く，次いで心疾患，脳卒中の順であった（**図1**）。
- 平成29年標準化死亡比（女性）は，結核と自殺は福岡県よりも低いが，糖尿病・高血圧症・心疾患・脳血管疾患・肝疾患が高い。脳卒中については有意に高い（**図2**，**表1**）。男性は，糖尿病と高血圧疾患が福岡県よりも高く，糖尿病に関しては有意に高い（**図3**，**表2**）。
- 75歳以上では3分の1が要介護認定を受けている（**表3**）。
- 介護・介助が必要になった主な原因では，1番目に骨折・転倒（24.7%）が多く，2番目に高齢による衰弱（17.3%），3番目に脳卒中（15.4%），心疾患（14.6%）の順に高くなっている（**図4**）。
- 糖尿病や高血圧症，脂質異常症などの基礎疾患の有病率は，高血圧症，脂質異常症，糖尿病の順に高く，40代から増加している。高血圧症においては70代で約半数を占める。心臓病や脳卒中などの重症化疾患は50代から増加している（**図5**）。
- 入院及び，入院外にかかる医療費は，国保，後期共に腎不全が最も高い（**表4**）。
- 人工透析導入患者の原疾患は，糖尿病腎症が最も多くて，次いで慢性糸球体腎炎，腎硬化症である。また，直近10年の推移では，糖尿病腎症

は横ばいで，腎硬化症は増加傾向にある（**図6**）。

- 収縮期血圧の有所見率は，特定健康診査と後期高齢者健康診査の男性，女性ともに，県，国と比べてやや低い（**図9**）。
- LDL コレステロールと HbA1c の特定健康診査と後期高齢者健康診査の有所見率は，男女ともに，県，国と比べてほぼ同じ水準である（**図10, 11**）。

　地域への支援の方法は，自分たちの地域診断を学内発表会で住民にフィードバックしたことで，地域の課題と強みを共有でき，住民との協働によるコミュニティエンパワメントを高める保健師活動を具体的にシミュレーションすることができた。

3 プリシード・プロシードモデル

　1 **2** を俯瞰したものがプリシード・プロシードモデルとなる（p.72・73）。

4 金丸校区地区踏査

　3 のプリシード・プロシードモデル作成にあたっては，各校区ごとの地区踏査が基礎になる。ここでは校区のひとつ金丸地区踏査のまとめを次に示す。

(1) 食習慣に関すること

・ダイレックス

　新鮮な野菜が豊富にあり，カット野菜もあった。

　レトルトカレーや醤油がお買い得ということが大きいチラシに書いてあった。

　酒は豊富で箱売りしていたため，一度に大量の酒を買うことができる。また，1つの種類の酒の量や瓶の物が多かった。

　店内にいる客の年齢層は，60代主婦と男性が半々くらいの割合だった。

・ドラモリ

　野菜コーナーには，カット野菜，じゃがいも，ピーマン，バナナ，生卵があった。

　安いものは，アイス，冷凍食品，酒など，高血圧に繋がる物が多かった。

　店内にいる客は，30代〜50代女性がいて，お腹まわりが太い人が多かった。

　30代女性は酒を買っていた。

・ローソン

　田辺農園バナナ，生卵があった。

　野菜コーナーには，毎日野菜を＋1：野菜で健康生活でミックスサラダ，レタスミックス，コーンミックス，キャベツ野菜妙めがあった。

　惣菜：エビチリ 140 g 当たり塩分 3 g，ミートボール 110 g 塩分 2 g

　酒：酒はケースの 3/7，常温の酒では陳列の 1/12

地域診断と保健活動〈保健計画と事業の関連〉

様式 3-3

グループ　　久留米市保健所

市町村 久留米市	分野 健康増進

着目した地域の課題
高血圧を予防すること。
糖尿病や高血圧，脂質異常症などの基礎疾患は 40 歳代から増加（図5）し，その中でも高血圧は高い水準である。また，介護・介助が必要になった主な原因（図4）では，3番目に脳卒中である。脳卒中は，高血圧ほど発症する危険が高まる。このことから，高血圧を予防することを健康課題として挙げる。

関連する保健計画（計画期間）と基本理念

　第2期健康くるめ21（H25 — R4），健康寿命の延伸

着目した健康課題を解決するための施策と事業

施策（基本方針）　　※保健計画の「基本方針」「基本目標」を参照
（1）生活習慣病の発症予防と重症化予防の徹底
（2）健康に関する生活習慣の改善
　　①栄養・食生活の改善
　　②身体活動・運動の推進

事業　　各事業の内容を簡潔に

（1）生活習慣病の発症予防と重症化予防の徹底

	事業名	内容
①	久留米市国民健康保険特定健診・生活習慣病予防健診と保健指導の実施	・特定健診及び市独自の生活習慣病予防健診を実施し，健診の結果，生活習慣の改善が必要な者に，医師や保健師等による保健指導を実施する。
②	健診の受診率向上	・地区担当保健師による地域保健活動（家庭や職域への訪問，地域での健康教育，健康相談等）の中で，積極的に受診勧奨を行う。 ・市広報紙やホームページ，校区コミュニティ発行の広報紙やタウン誌等により，健診の必要性や重要性の啓発に努める。 ・医師会等の関係機関と連携しながら，受診しやすい環境づくりに努める。 ・がんの集団検診と特定健診等を同時に実施するなど，利便性の向上を図る。 ・事業所等の職域に対して，健診や保健指導等の実態把握を行ない，受診率の向上に向けて，連携・協働した取り組み等の検討を進める。
③	医療機関未受診者への受診勧奨	・健診の結果，治療が必要であるにもかかわらず，未受診者や治療中断者に対し，医療機関と連携して受診勧奨を行う。
④	生活習慣病の予備群に対する個別指導	・特定健診等の健診結果（血糖，血圧，コレステロール等）に基づいて，生活習慣病予備群（特定保健指導には当たらないが生活習慣病につながる可能性が高い人）に対し，市の保健師や栄養士等の専門職による個別指導の充実を図る。
⑤	健康教育の実施	・生活習慣病の発症の仕組みや，合併症，あるいは治療法について正しい理解の啓発に努めるとともに，健診結果の読み方や相談できる機関の紹介など，自分で健康管理ができるよう，個別あるいは集団形式での健康教育を実施する。
⑥	妊娠（胎児）期からの生活習慣病予防に対する支援	・母子健康手帳交付時に，妊娠高血圧や妊娠糖尿病等が母体だけでなく，子どもの将来の健康状態に影響を及ぼすことを説明し，その後，必要に応じて継続フォローしていく。
⑦	子ども及び保護者への生活習慣病予防の啓発	・小中学校等の関係機関と連携しながら，生活習慣病に関する知識の普及・啓発を行ない，自分の健康は自分でつくる意識を高めるための健康教育を実施し，保護者への啓発も行う。
⑧	健康のびのびポイント事業	・40 歳以上の国保加入者に対し，各種健診受診や保健指導の利用，運動の実施など個人の健康作り活動にポイントを付与し，獲得ポイントに応じて特典と交換する。

（2）健康に関する生活習慣の改善
　①栄養・食生活の改善

①	正しい栄養知識の普及・啓発	・正しい栄養知識について，市の広報紙やホームページ，啓発イベントなどを通じて，普及・啓発に努めるとともに，地域や職域等と連携・協働した栄養教室などを実施する。 ・妊産婦を対象としたマタニティ教室や，乳幼児を対象とした離乳食教室，ゆったり子育て相談会等のなかで，栄養指導や啓発を行う。 ・小学校等の学校保健関係者と連携し，食を通じた生活習慣病予防に取り組む。
②	生活習慣病の予備群に対する個別指導	・特定健診等の健診結果（血糖，血圧，コレステロール等）に基づいて，生活習慣病予備群（特定保健指導には当たらないが生活習慣病につながる可能性が高い人）に対し，市の保健師や栄養士等の専門職による個別指導の充実を図る。
③	栄養相談の実施	・一般的な食生活や栄養，生活習慣病，食物アレルギーなどの病気を抱えた人のための相談などを実施し，必要に応じて医療機関等の関係機関へ繋ぐ。
④	食生活改善推進員の養成・活動支援	・地域において食生活の改善を推進する食生活改善推進員を養成する。 ・食生活改善推進員協議会が行なう生活習慣病の予防に向けた取り組みなどの活動を支援する。
⑤	外食等における栄養成分表示などの推進	・栄養成分表示や減塩，バランスのとれた料理の提供，食を通じた健康に関する情報発信など，健康づくりを応援する飲食店等の増加に努める。

（2）健康に関する生活習慣の改善
　②身体活動・運動の推進

①	ウォーキング推進事業	・ウォーキングは誰もが気軽に取り組める健康づくりであり，生活習慣病予防対策としても有効な手段であることから，その推進に取り組む。具体的には，校区ウォーキング事業への支援，田主丸かっぱウォーク・城島鬼面ウォーキングへの支援を行う。
②	ラジオ体操推進事業	ラジオ体操は，日常生活の中で気軽に取り組める健康作りであり，また，住民同士の交流促進にも繋がるなど，多くの効果が期待されるため，その推進に取り組んだ。具体的には以下の取り組みを行う。 ・ラジオ体操普及啓発イベント（市民ラジオ体操の集い）の開催。 ・ラジオ体操指導員養成講習会の開催。（H27年度〜） ・活動団体等へのCD，教本，活動のぼり旗の配布。（H27年度〜） ・活動団体等への講師派遣。（H27年度〜） ・夏期巡回ラジオ体操・みんなの体操会の開催。（H29年度〜）
③	久留米赤十字会館の利活用促進	広く市民の健康づくりを図ることを目的として，久留米赤十字会館内の水難訓練用の温水プールやフィットネスルームを開放（有料）する。
④	保健センターの利活用促進	保健センターを地域の健康づくり拠点施設として利用してもらうため，健康相談や健康教育等の事業を実施するとともに，関係機関等に対して同センターの案内啓発を行う。

評価　※施策・事業の評価　　保健計画を参考にしてもよい
（1）生活習慣病の発症予防と重症化予防の徹底
　1．脳血管疾患・虚血性心疾患の年齢調整死亡率の減少（10万人当たり指数）
　2．特定健診・特定保健指導の実施率の向上（40〜74歳），生活習慣病予防健診の受診率の向上（35〜39歳），メタボリックシンドロームの該当者・予備群の減少，高血圧の改善（140/90 mmHg以上の者の割合）
（2）健康に関する生活習慣の改善
　①栄養・食生活の改善
　　主食・主菜・副菜をそろえた食事が，一日2回以上の日がほぼ毎日の者の割合の増加，適正体重を維持している者の増加（肥満（BMI 25.0以上），やせ（BMI 18.5未満）の減少）
　②身体活動・運動の推進
　　日常生活の中で意識的に体を動かしたり運動している者（1日30分以上で週2回以上）の割合の増加，ロコモティブシンドローム（運動器症候群）を認知している市民の割合の増加

あなたが考える課題を解決するための，既存事業の工夫や新規事業の提案

　　毎朝のラジオ体操第一，第二体操を行う。毎日の習慣として取り入れることで，生活のリズムを整えることができ，規則正しい生活を送りやすくなる。また，いつも来ている住民が来ていない時などには，早く変化に気づくことができ，住民同士で支え合うきっかけにもなる。
対象者：校区住民
人数：20 〜 30 人程度
場所：校区内の公園 1 か所
回数：平日 1 回，休日 1 回の週 2 回
講師：体操の講師，ピアノ演奏者
物品：持ち運び用の電子キーボード（電源不要），スタンプ，スタンプカード
ご褒美：ポイントカード（1 回参加するごとに 1 ポイント追加，10 ポイント貯まったら地場産食品が一つ買うことができる券を
　　　　プレゼント）
事業費：講師代，地場産品農家との提携
主体：久留米市
評価：参加率（全校区住民に対して，何人来たのかを数える），1 か月ごとにアンケートを実施（アンケート内容：食生活，運動
　　　習慣，健診への受診の有無，飲酒・喫煙習慣）

- 花畑西鉄ストア

　　道の駅コーナー：産地から新鮮野菜・果実等の売り場がある

　　秋の味覚コーナーに鍋キューブ，茶漬けなど

　　鍋の元（キムチ鍋）一人前のスープで約 5 g

　　惣菜コーナーの 2/3 が揚げ物：天ぷら，メンチカツ，唐揚げ，コロッケ，焼き鳥

　　野菜コーナーは 1/5：マヨネーズ系サラダが多い，加工された物が多い

　　自転車で買い物に来ている人が多い

　　タバコは売っている　1 箇所のみ　種類は少なめ　10 数個

　　60 代以降の主婦が多い，

　　10 時 30 分頃：産地野菜コーナーには 60 代以降の主婦が多く，若い年代や男性はほとんど見られない

　　減塩コーナーはない

　　店に入ってすぐの所に惣菜の弁当が置いてある，弁当の塩分は 2 g，高カロリー（800 K カロリー）で揚げ物が多く酒はケースの 3/7，常温の酒では陳列の 1/12

- 花畑近くのセブンイレブン

　　惣菜→ハンバーグ塩分 2.6 g

　　サラダ→カット野菜，卵，バナナ

　　酒は，7 分の 3 を占めている

　　セブンイレブンの前でタバコを吸っている人がいた

　　40 代会社員男性　腹周りが太かった　ぽっちゃり体型

- 家庭菜園

　　公民館の近くの一軒家は敷地が広いため，家庭菜園をしている方が多い。

(2) 運動習慣に関すること

　　地区踏査中（10 時半から 12 時）は運動している人はいるか，見つけられなかった。

花畑駅周辺は区画整備がされていて，新しい住宅が建ち，歩道が整備されていた。そのため，花畑駅の近くは街灯が多かった。また，歩道も広かった。

住宅街の中の細い道に入ると，街灯の間隔が広かった。

(3) 喫煙に関すること

コンビニの前にタバコ台があり，喫煙していた人が1人（40代男性スーツ着用）いた。

(4) 生活環境に関すること

金丸小学校の付近は，高層マンションが多い。

JR久留米高校前駅近くは，2階建などのアパートや一軒家が多い。静かな雰囲気だった。

(5) 校区住民の集いの場に関すること

- 老人憩いの家：花畑駅から徒歩8分のところにあり，周りは古くからの家が建ち並んでいる。久留米市内の概ね60歳以上の方が趣味やサークル活動，教養向上，健康増進活動などに利用している。

- 子どもの家「大地」：久留米市の学童保育所の一つである。学童保育所では，保護者が労働等により昼間家庭にいない児童に，授業の終了後に学童施設を利用して適切な遊び及び生活の場を与え，子どもの状況や発達段階を踏まえながら，その健全な育成を図る役割を担っている。久留米市の学童保育所には，市が久留米市学童保育所連合会へ運営を委託して実施している施設と，民間施設等が市に届け出て預かりを実施している施設がある。金丸小学校から徒歩10分のところにあり，周りはマンションが多い。対象は1～3年生（障害のある児童は1～6年生）。

- 金丸校区コミュニティセンター：金丸小学校の隣にあり，向かい側には金丸校区学童保育所がある。また，大通りに近く，バス停が徒歩3分のところにあり，周りは病院やマンションがある。活動内容としては，健康ウォーキング大会，校区球技大会の祭典の久留米まつり総おどり，校区敬老会，金丸校区まつり・文化祭，校区運動，久留米オリンピック，成人式などが行われており，子どもから高齢者の幅広い年齢層の地域住民が集まる場所となっている。サークル活動，サロン，委託学級が数多くあって充実している。

- フェミエールいちごの里：西鉄花畑駅より徒歩4分のところにあり，歩道も広いため通いやすく，周りは住宅街になっている。地域や市町村と連携をして夏祭りや敬老会など行っている。

- メゾンマリア：花畑駅から徒歩8分のところにある。近くには，聖マリア病院やヘルスケアセンターがある。メゾンマリアには，認知症対応型共同生活介護（認知症高齢者グループホーム）やデイサービスがあり，入所している人や，デイサービスを利用している人がいる。メゾンマリアでは，キッズクラブ，ゆうゆうサロン，ひまわりサロンというものがある。キッズクラブは，金丸校区の小学生を対象とした活動で，入居者との食事やコミュニケーションを通して，豊かな感性を育てるように支

保健プログラム

教育戦略

・久留米市国民健康保険特定健診，生活習慣病予防健診と保健指導の実施

・健診の受診率向上

・医療機関未受診者への受診勧奨

・生活習慣病の予備群に対する個別指導

・健康教育の実施

・妊娠（胎児）期からの生活習慣病予防に対する支援

・子ども及び保護者への生活習慣病予防の啓発

・正しい栄養知識の普及・啓発

・生活習慣病の予備群に対する個別指導

・栄養相談の実施

・食生活改善推進員の養成，活動支援・外食等における栄養成分表示などの推進

・ウォーキング推進事業

・ラジオ体操推進事業

・久留米赤十字会館の利活用促進

・保健センターの利活用促進

政策

・第2期健康くるめ

法規

・健康増進法

組織

・市

準備要因

・住民は「食事は薄味で，低脂肪低たんぱくの食事を心がけている」と話す。

・生活習慣病は，食事に気を付けたり，適度な運動を行うことによって予防できると「思う」と回答した人が95%いる。

・「生活習慣の改善は必要だと思うが，今すぐ変えようとは思わない」（37.4%），「生活習慣の改善が必要だと思い既に取り組み・行動をはじめている」（27.0%），「生活習慣の改善が必要だと思い1か月以内に具体的に取り組みたいと考えている」（7.6%）で，これらを合わせると，約7割の人が『生活習慣の改善が必要』と回答している。

強化要因

・小学校校区単位で担当保健師が配置されている。

・食生活改善推進員がいる。

・校区ごとに，社会福祉協議会やふれあいの会，民生委員など健康・福祉に取り組む団体がある。

・全世代を対象に発症予防の取り組みがある。

実現要因

・ラジオ体操指導員がいる。

・ラジオ体操推進事業が行われている。①ラジオ体操普及啓発イベント（市民ラジオ体操の集い）の開催②ラジオ体操指導員養成講習会の開催（H27年度〜）③活動団体等へのCD，教本，活動のぼり旗の配布（H27年度〜）④活動団体等への講師派遣（H27年度〜）⑤夏期巡回ラジオ体操・みんなの体操会の開催（H29年度〜）

・健康のびのびポイント事業が行われている。40歳以上の国保加入者に対し，各種健診受診や保健指導の利用，運動の実施など個人の健康作り活動にポイントを付与し，獲得ポイントに応じて特典と交換。

・校区担当保健師が校区のキーパーソンを把握している。

遺伝

・日本人の高血圧の約8〜9割が本態性高血圧で遺伝的素因（体質）や食塩の過剰摂取，肥満などさまざまな要因が組み合わさって起こる。高血圧には家族性の要因が60%あるといわれている。

行動とライフスタイル

・喫煙習慣がある者の割合は，特定健康診査の男性では，県とほぼ同じ水準であるが，国と比べると高い。特定健康診査の女性では，県と国とほぼ同じ水準である。後期高齢者健康診査の男性では，県と比べて低く，国とほぼ同じ水準である。後期高齢者健康診査の女性では，県，国と比べて低い。（図12）

・1回30分以上の運動習慣がない者の割合は，県，国と比べて，ほぼ同じ水準である。後期高齢者健康診査の男性は，他に比べて，低い。（図13）

・1日1時間以上運動習慣がない者の割合は，県，国と比べて，ほぼ同じ水準である。（図14）

・週3回以上就寝前2時間以内に夕食を摂る者の割合は，特定健康診査の男性では，県，国と比べて，ほぼ同じ水準である。後期高齢者健康診査の男性では，国と比べて低く，県と比べて高い。特定健康診査の女性では，県，国と比べて高い。後期高齢者健康診査の女性では，国とほぼ同じ水準で県より高い。（図15）

・毎日飲酒する者の割合は，特定健康診査の男性・女性，後期高齢者健康診査の男性では，県，国と比べてほぼ同じ水準である。後期高齢者健康診査の女性では，国とほぼ同じ水準で，福岡県と比べると低い。（図16）

環境

・1〜2月の寒冷期の平均気温は5〜8度，7〜8月の盛夏期の平均気温は，27〜29度程度。1年を通して見ると，気温の年較差や降水量の年変化が大きいものの雪は少なく，温暖で四季の変化に富んでいる。

・人口10万対の病院数，病床数，医師数は，国・県に比べて多く，医療体制が充実している。

・運動ができるスポーツ施設は，荒島体育館，久留米アリーナなど39か所ある。（令和2年.5.21現在）

・都市公園375箇所ある。（平成26年4.1現在）

・近所とのつきあいの程度：日頃から親しくしている　23.5%，用事があれば話をする　36.7%，挨拶する程度　30.0%，ほとんど面識がない　7.1%・地域や近所の人の相談にのることができるか：相談にのることができる　23.7%，日頃から親しくしている人であれば相談にのることができる　62.9%

健康

・平成 30 年死因別死亡割合は，悪性新生物が最も多く，次いで心疾患，脳卒中の順であった。(図 1)

・平成 29 年標準化死亡比（女性）は，結核と自殺は福岡県よりも低いが，糖尿病・高血圧症・心疾患・脳血管疾患・肝疾患が高い。脳卒中については有意に高い。(図 2，表 1) 男性は，糖尿病と高血圧疾患が福岡県よりも高く，糖尿病に関しては有意に高い。(図 3，表 2)

・75 歳以上では約 3 割が要介護認定を受けている。(表 3)

・介護・介助が必要になった主な原因では，1 番目に骨折・転倒（24.7%）が多く，2 番目に高齢による衰弱（17.3%），3 番目に脳卒中（15.4%），心疾患（14.6%）の順に高くなっている。(図 4)

・糖尿病や高血圧症，脂質異常症などの基礎疾患の有病率は，高血圧症，脂質異常症，糖尿病の順に高く，40 代から増加している。高血圧症においては 70 代で約半数を占める。心臓病や脳卒中などの重症化疾患は 50 代から増加している。(図 5)

・入院及び，入院外にかかる医療費は，国保，後期ともに腎不全が最も高い。(表 4)

・人工透析導入患者の原疾患は，糖尿病腎症が最も多くて，次いで慢性糸球体腎炎，腎硬化症である。また，直近 10 年の推移では，糖尿病腎症は横ばいで，腎硬化症は増加傾向にある。(図 6)

・収縮期血圧の有所見率は，特定健康診査と後期高齢者健康診査の男性，女性ともに，県，国と比べてやや低い。(図 9)

・LDL コレステロールと HbA1c の特定健康診査と後期高齢者健康診査の有所見率は，男女ともに，県，国と比べてほぼ同じ水準である。(図 10. 11)

QOL

高血圧を予防することで，脳卒中を防ぎ自立した生活を送ることができる。

テーマ　年を重ねても自立した生活をいつまでも送ろう

①現状

・死亡者の約 1 割が脳卒中で亡くなっており，悪性新生物，心疾患に次いで高い。標準化死亡比を見ても，女性では福岡県より有意に高く，基礎疾患については有意に高い。

・介護・介助が必要になった主な原因では 1 位は骨折・転倒，2 位は高齢による衰弱，脳卒中が 3 番目の順になっている。

・高血圧症は 40 代から増加（図 5）し，70 代で約半数を占める。

・入院及び，入院外にかかる医療費は，国保，後期ともに腎不全が最も高い。(表 4) 人工透析導入患者の原疾患では，腎硬化症が増加傾向にある。

②健康課題

働き盛り世代の高血圧発症予防，有病者への重症化予防が必要である。

③解決策

講師派遣型の健康推進事業の実施。継続的な取り組みができるようにインセンティブを行う。(様式 3-3 参照)

援を行っている。ゆうゆうサロンでは，金丸校区に住む高齢者を対象とした「地域住民の交流会」を実施している。健康的な生活をテーマとしており，地域のサークルや団体の出し物，専門職による脳トレなどを実施している。ひまわりサロンは，入居者の方の役割創出や地域参加，交流を目的としたサロンで，金丸校区の小学生や地域に住んでいる方を対象とし，いくつかのクラブに分かれ月一回の活動を行っている。

- 大曲公民館：試験場前駅から徒歩7分のところにある。公民館の近くは団地が多かった。
大曲いきいきサロンが開催されている。

（6）住民インタビュー
○9月2日，9月8日聴取
- 配食では，消化に良く，季節に合わせて，日頃自宅で作らないものを心がけて作っていた。うす味で，おいしいといっていた。
- 今は，コロナの影響で，パンの配食をしている。
- 西鉄ストア，マミーズ，ジョイント，ダイレックスで買い物をしてる人が多い。
- 買い物へ自分で行き，自炊している人が多い。
- ローソンなどのコンビニで，惣菜を買う人もいる。
- 高齢者はウォーキングや運動をしている人が多い。
- 手芸，踊り，ヨガ，ハーモニカ，書道等の趣味を持つ人がいる。
- 飲酒，喫煙は見ている限りではしていない。

○9月24日聴取
- 老人クラブに加入している女性は「週2回ハーモニカを習っている」と話していた。また「新型コロナウイルスの影響で外に出られなかったが，最近は老人クラブの活動（折り紙，体操）が再開してきているため活動に参加している。いくつになっても前向きに，協力してやっていくことは生きるエネルギーになっている」と笑顔で話していた。

（7）様式3-3に関する住民の意見
○9月24日聴取
- 「金丸校区のすべての公園で行うのか」，「時間帯は何時ごろから始めるのか」，「見守るスタッフが足りないのではないか」，「まずは1つの公園から始めてみるのも良いのではないか」，「ピアノの演奏に加えて，ハーモニカの演奏も取り入れたら良いのではないか」との意見が出た。
- 「こんな企画があったら参加してみたい」との発言が見られた。

あとがき

　本実習にあたり，ご協力いただきました廿日市市役所の皆様，阿品台地域のコミュニティの皆様，阿品地域民生委員・児童委員の皆様，日本赤十字広島看護大学 教職員および学生の皆様に心より感謝いたします。

　また初めての教科書づくりで不慣れな著者のため，多大なご支援をいただいたクオリティケアの鴻森さんに感謝いたします。

　なお，本事業は，日本赤十字広島看護大学が「阿品台いきいきプロジェクト」として廿日市市より助成を受けて実施いたしました。

索引

公衆衛生看護学演習・実習
（地域ケア実習）

―ソーシャルキャピタルの醸成を目指して―

定価：本体 2,800 円 ＋税

2015 年 3 月 20 日　　第 1 版第 1 刷発行
2017 年 2 月 15 日　　第 1 版第 2 刷発行
2021 年 1 月 15 日　　増補版第 1 刷発行 ©

編集　　　眞崎直子
発行　　　株式会社　クオリティケア
代表取締役　鴻森和明
〒 176-0005　東京都練馬区旭丘 1-33-10
TEL ＆ FAX　03-3953-0413
e-mail：qca0404@nifty.com
URL：http://www.quality-care.jp/
印刷：株式会社双文社印刷
ISBN 978-4-904363-87-4
C3047　￥2800E